家庭医療の質：
診療所で使うツールブック

Quality in family practice Book of Tools

Cheryl Levitt
Linda Hilts

訳：日本プライマリ・ケア連合学会・翻訳チーム
監訳：松村　真司　福井慶太郎　山田　康介
翻訳（五十音順）：
安藤　高志　榎原　剛　加藤　光樹　草場　鉄周　佐藤弘太郎
中川　貴史　中村　琢弥　成島　仁人　八藤　英典　平野　嘉信
松井　善典　松田　論　宮地純一郎　村井紀太郎

This is a translation from the original English version and protected under copyright laws.

Authors: **Cheryl Levitt and Linda Hilts**

Quality Book of Tools

Copyright © 2010 Cheryl Levitt and Linda Hilts

ISBN 978-1-926633-38-1

Book design by Côté Design, Toronto

ALL RIGHTS RESERVED. This publication contains material protected under copyright law. Any unauthorized reprinting or use of this material is prohibited. No parts of this book may be reproduced or transmitted in any form by any means, electronic or mechanical (including but not limited to photocopying, recording any information storage, and retrieval system) without the express written permission of the authors. **Individuals may download and use the material for family practice quality improvement on an individual basis** (www.qualityinfamilypractice.com).

For permission to use any content of the *Quality* Book of Tools, please contact Dr Cheryl Levitt at the Department of Family Medicine, McMaster University, McMaster Innovation Park, 175 Longwood Rd S, Hamilton, ON L8P 0A1 Tel: (905) 525-9140 x 28500 Fax: (905) 527-4440 email: clevitt@mcmaster.ca

The authors assume no responsibility for errors or omissions. The authors are not responsible for and do not necessarily endorse the content of other authors' websites and materials that are referred to in the *Quality* Book of Tools.

Recommended Citation:
Levitt C, Hilts L. *Quality* Book of Tools. Hamilton: McMaster Innovation Press; 2010.

家庭医療の質：診療所で使うツールブック
Quality in family practice Book of Tools　第1版（2010年）

　　　　　　　　　　　　　　　　　　訳：日本プライマリ・ケア連合学会・翻訳チーム
　　　　　　　　　　　監訳：松村　真司　　福井慶太郎　　山田　康介
　　　　　　　　　翻訳（五十音順）：
　　　　　　　　安藤　高志　　榎原　剛　　加藤　光樹　　草場　鉄周　　佐藤弘太郎
　　　　　　　　中川　貴史　　中村　琢弥　　成島　仁人　　八藤　英典　　平野　嘉信
　　　　　　　　松井　善典　　松田　論　　宮地純一郎　　村井紀太郎

筆者
Cheryl Levitt　マクマスター（McMaster）大学家庭医療学科教授
Linda Hilts　マクマスター（McMaster）大学家庭医療学科准教授

著作権
Cheryl Levitt, Linda Hilts

ISBN 978-1-926633-38-1

装丁
Côté Design（トロント）

無断複写・転載を禁ず．
この出版物は著作権法による保護された素材を含む．無断でこの素材を複製・使用することを禁ずる．いかなる手段（電子的にも物理的にも）によっても著者の文書による許可なくこの出版物の一部を複製したり引き渡したりしてはならない．家庭医療の質向上のために個人としてこの素材を私的にダウンロードし活用することは構わない（www.qualityinfamilypractice.com）．

家庭医療の質 ツールブックのコンテンツ利用の許可を得たい場合は以下に連絡
Cheryl Levitt
Department of Family Medicine, McMaster University, McMaster Innovation Park, 175 Longwood RD S, Hamilton, ON L8P 0A1
Tel：(905) 525-9140 x 28500　Fax：(905) 527-4440　email：clevitt@mcmaster.ca
筆者は誤植・落丁に対する一切の責任を負わない．Quality Book of Tools を引用する他の著者によるホームページ、著作の内容に関しても一切の責任を負わない．

引用時は以下のように記載することを推奨する．
Levitt C, Hilts L. Quality Book of Tools. Hamilton: McMaster Innovation Press; 2010.

家庭医療の質：
診療所で使うツールブック
Quality in family practice Book of Tools

目次

序
    推薦のことば　丸山泉 ･････････････････････････ 3
    日本語版への序文　Cheryl Levitt ･････････････････ 4
    監訳に当たって　松村真司・福井慶太郎・山田康介 ････････ 5
    翻訳者一覧 ････････････････････････････････ 6
    献辞 ･･･････････････････････････････････ 7
    謝辞 ･･･････････････････････････････････ 7
    海外および国内の指針 / ツール ･････････････････････ 8
    著者紹介 ････････････････････････････････ 9
    家庭医療の質：診療所で使うツールブック
    （Quality Book of Tools: 以下 QBT）･･････････････ 11
    ツール作成　協力メンバー（2003 - 2009）･･･････････ 13

イントロダクション ･･････････････････････････ 14
    概説 ･･････････････････････････････････ 15
    背景 ･･････････････････････････････････ 16
    なぜ QBT が必要か？ ････････････････････････ 16
    QBT はどこにあるのか？ ･･････････････････････ 16
    継続的な質改善 ･････････････････････････････ 16
    （Continuous Quality Improvement: 以下 CQI）････････ 17
    QBT をどのように利用するのか？ ････････････････ 18
    概要 ･･････････････････････････････････ 20

カテゴリーと指標 ･･･････････････････････････ 22
カテゴリー指標の要約 ････････････････････････ 24
用語解説 ･･･････････････････････････････ 34
略語解説 ･･･････････････････････････････ 38
参考文献 ･･･････････････････････････････ 40
カテゴリー A：　患者中心性 ････････････････････ 43
カテゴリー B：　公平・公正性 ･･･････････････････ 65
カテゴリー C：　適時性と近接性 ･･････････････････ 73
カテゴリー D：　安全性 ･･･････････････････････ 86
カテゴリー E：　効果的な診療 ･･･････････････････ 112
カテゴリー F：　効率性 ･･････････････････････ 173
カテゴリー G：　統合ケアと継続性 ････････････････ 177
カテゴリー H：　適切な診療所リソース ･･････････････ 185

推薦のことば 序

家庭医療の質：診療所で使うツールブック
Quality in family practice Book of Tools

　Quality in family practice Book of Tools が翻訳出版されたことは，プライマリ・ケア領域で働く日本の医療職にとって大きな意味を持つ．監訳の松村真司，福井慶太郎，山田康介の三氏と，分担翻訳に携わってくださった方々に心からお礼を述べたい．

　家庭医療というジャンルは漠然とは存在してきたが，アカデミズムの中での位置付けなど，日本においてはまだ萌芽期と言えよう．現代医療の歴史的帰結として細分化した従来型の臓器別，領域別医療の中で，未来を見据えて，「総合」というキーワードで家庭医療に明確な位置付けがなされようとしている今だからこそ，本書の意味が大きい．

　家庭医療は，役割としている医療の現場のあり方からも，背景に複雑系を背負っている．そのために，「質」においても多因子の影響を受けることになる．いつ，どこでという時間的，空間的な変動幅も広い．また，診療所であろうと，病院の外来部門であろうと，在宅医療の現場であろうと，質を評価される一単位の構成は小規模である．つまり，組織管理の面からも，質の確保という観点からオートノミーを強く要求されることになる．

　方法論に必然的課題を有しているからこそ，Quality Flower を各自の庭に咲かせて欲しい．小さな花でよい．

　家庭医療というジャンルが，日本において真に黎明期を迎えるためには，国民的な合意を得なくてはならない．そのための信頼の形成が本書の本質である．

2015 年 2 月
丸山　泉
日本プライマリ・ケア連合学会

序 Preface（日本語版への序文）

Nothing is more satisfying for a family doctor than knowing we are providing the highest quality care to our patients. We become masters of our profession when we provide truly excellent care for our patients, over and over again. To do that, we need to reflect purposefully on all aspects of what we do. We need to regularly examine our work environment, and ensure that: we have the finest systems in place and that they continue to be effective and safe; we keep up to date with evolving best practices; we make sure all our patients are benefiting from the latest evidence; and we remain true to our patient-centred principles and values on a daily basis.

The Quality Book of Tools provides an evidence-based, internationally-validated and flexible framework for becoming true masters of our calling. Using this tool, we can each develop and refine systems and approaches to the complex issues that characterise our work settings and continuously improve the quality of our practices.

I am thrilled and honoured that the Quality Book of Tools is translated into Japanese, to guide and assist family doctors in Japan in their quest to achieve the highest quality of care for their patients, and thereby for their communities and their country.

January 30, 2015
Cheryl Levitt

家庭医にとって，自分が患者に最高品質のケアを提供できているということを知ることほど満ち足りた気持ちになることはない．患者に対して，本当にすばらしいケアをくり返し提供出来たときにはじめて，私たちは職分における真の熟達者になることができた，と言えるのである．そうなるためには，自分たちの行動のあらゆる側面に関して意図的に省察することが必要である．定期的に就労環境を吟味し，継続して効果的かつ安全であり続ける最善のシステムが整備されているか，すべての患者が最新のエビデンスの恩恵を受けていると確信できるか，そして患者中心の原則および価値にきちんと基づいて日々の診療ができているか．これらのことをしっかりと確かめる必要がある．

このツールブックは，私たちが職分における真の熟達者になるために，エビデンスに基づき，国際的に検証され，なおかつフレキシブルな枠組みを提供しているものである．本書に記載されているツールを用いることで，自分たちの就労環境を特徴づけている複雑な問題に対するアプローチとシステムとを発展させ，そしてそれらをさらに洗練されたものにすることができるのである．そして，そのことによって私たちは継続的に診療の質を改善することが可能になるのである．

このツールブックが日本語に翻訳されたことを，私はとても名誉なことだと思っている．そして，日本の家庭医たちが，患者へ最高品質のケアを達成するためにたどる旅程のガイドとして本書が役立ち，それによってそれぞれの地域のケアが，さらには日本全体のケアが最高品質のものとなれば，それは私にとっての大きな喜びである．

2015年1月30日　シェリル・レビット

監訳に当たって　序

　わが国にとって，診療所は本当に必要なのだろうか．現代では，どんな地域にも24時間365日，あらゆる疾患に対応している大規模な病院があり，それ以外にもさまざまな機能をもつ病院があり，そして人々の健康のあらゆる側面に関わる保健所をはじめとした行政機関があり，それぞれがサービスを提供している．このような状況で，それでも診療所の存在が，わが国の人々の健康にとって必要なのだと本当に胸を張って言えるのだろうか．

　もちろん，プライマリ・ケアを重視している私たちにとって，その答えは明確にイエスである．しかし立場によってはそうではない答えもあるだろう．診療所が持つ，アクセスの良さ，小回りの良さ，患者や住民との距離感の近さ，というのは確かに大きなメリットである．しかし，それらのみが，診療所は本当に地域で必要な存在である，と言う理由として十分なものだろうか．

　やはり，診療所が地域で必要とされるためにはその理由が必要である．その理由とは，診療所は，既存の他の施設とは異なる独自の機能があり，それらを常に一定の水準で提供し続けている，というものではないか．そして，その独自の機能があるが故，診療所は地域で求められ続けている，というものではないか．では，いったいその機能とはどのようなものなのだろうか．

　それはその施設がどのような地域にあるか，そして議論している人々がどのような立場に立っているかによっても異なるであろう．しかし，コアになる，共通の部分は，確かにある，と私たちは考える．

　日本プライマリ・ケア連合学会は，このような地域の診療所で求められている機能がどのようなものであるか，そして本学会に所属している医師たちの勤務する施設が，これらの機能を継続的に，そして一定の水準で提供し続けるためにはどのような支援が必要かを検討する作業を2011年から開始した．しかし，その作業は容易なものではなかった．議論は多岐にわたり，意見の集約は容易ではない．真っ暗な闇の中を，手探りで進むような関係者の努力は，今でもさまざまな形で続いている．

　そのような作業を進める中で出会ったのがカナダ・オンタリオ州のマクマスター大学家庭医療学科のグループによって出版された本書である．本書には診療所，特に家庭医療を提供する診療所が果たすべき機能を一定水準に保つにはどのような側面—本書では指標，という表現がなされている—に注意を払うべきか，そしてどのようにしてそれらを改善の糸口にしていくか，が提示されている．

　もちろんカナダと日本の間には多くの面で，大きな違いがあり，本書の内容を直接適用することはできない．しかし，全く手がかりのない状態であるわが国の診療所の方向性を考えるに当たっては，本書に列記されている8つのカテゴリーに分類された数多くの指標は，今後のわが国の診療所の機能を強化していくための重要なツールになる，と私たちは確信した．

　著者であるCheryl Levitt氏からの快諾を得て，わが国の診療所のために翻訳をすることを決意した．北海道家庭医療学センターの若き家庭医たちの情熱的かつ献身的な作業を始め，多くの人々の膨大な助力により本書の邦訳が完成し，ここに上梓することができた．本書が，十万以上存在するといわれるわが国の診療所，特にプライマリ・ケアを提供している診療所において活用されることを期待する．そして，多くの診療所が住民の信頼を得て，やはり診療所は必要な存在であると，だれもが即答できるようになることができれば，それは監訳者として望外の喜びである．

2015年1月　監訳　松村真司
福井慶太郎
山田康介

序　翻訳者一覧

訳：日本プライマリ・ケア連合学会翻訳チーム

監訳

松村　真司	松村医院
山田　康介	更別村国民健康保険診療所（北海道家庭医療学センター）
福井　慶太郎	豊泉会家庭医療センター

翻訳（五十音順）

安藤　高志	上川医療センター（北海道家庭医療学センター）
榎原　剛	栄町ファミリークリニック（北海道家庭医療学センター）
加藤　光樹	豊泉会家庭医療センター
草場　鉄周	本輪西ファミリークリニック（北海道家庭医療学センター）
佐藤　弘太郎	本輪西ファミリークリニック（北海道家庭医療学センター）
中川　貴史	寿都町立寿都診療所（北海道家庭医療学センター）
中村　琢弥	弓削メディカルクリニック
成島　仁人	津ファミリークリニック
八藤　英典	北星ファミリークリニック（北海道家庭医療学センター）
平野　嘉信	寿都町立寿都診療所（北海道家庭医療学センター）
松井　善典	浅井東診療所（北海道家庭医療学センター）
松田　諭	栄町ファミリークリニック（北海道家庭医療学センター）
宮地　純一郎	浅井東診療所（北海道家庭医療学センター）
村井　紀太郎	若草ファミリークリニック（北海道家庭医療学センター）

献辞

　このクオリティ・ツールブックを，患者に提供しているケアをつねに改善しようと努力しているすべての家庭医と，すべてのプライマリ・ケア従事者にささげる．

謝辞

Quality Book of Tools Review Team

David Price MD, CCFP, FCFP, Associate Professor,
Department of Family Medicine, McMaster University, Hamilton, Ontario, Canada

Lisa Dolovich, BScPhm, MSc, PharmD, Associate Professor,
Department of Family Medicine, McMaster University, Hamilton, Ontario, Canada

Jan Kasperski RN, MHSc, CHE Chief Executive Officer,
Ontario College of Family Physicians, Toronto, Ontario, Canada

Jennifer McGregor, B.Comm., RD, CDE Registered Dietitian/
Certified Diabetes Educator
St. Catharines, Ontario, Canada

Carol Lane
Administrative Assistant

Wendy Chin
Quality Project Manager, 2008-2010

Betty Ho
Quality Book Manager, 2010

Xiaoke Katherine Li
Research Assistant, 2010
McMaster University, Hamilton, Ontario, Canada

Ontario Ministry of Health and Long Term Care (MOHLTC)

　初期の the Quality in Family Practice Assessment Tool の開発と試験のための資金提供をしてくれた the Ontario MOHLTC に感謝する

序　海外および国内の指針／ツール

次にあげる海外のツールはクオリティ・ツールブックの開発にあたり有益な影響を与えてくれた．ここに感謝の意を表したい．

Royal New Zealand College of General Practitioners. Aiming for Excellence – An Assessment Tool for New Zealand General Practice. 3rd ed [monograph online]. New Zealand: Royal New Zealand College of General Practitioners (RNZCGP);2009 [cited 2010 Jul 21]. 以下より入手可能：www.rnzcgp.org.nz/assets/Uploads/qualityprac/Aiming-for-Excellence-2009-including-record-review.pdf

Royal Australian College of General Practitioners National Expert Committee on Standards for General Practices. Standards for General Practices. 3rd ed [monograph online]. South Melbourne: The Royal Australian College of General Practitioners (RACGP); 2007 Jul [cited 2010 Jul 21]. 以下より入手可能：www.racgp.org.au/standards

TOPAS-Europe. European Practice Assessment (EPA) –Easy to use and scientifically developed quality management for general practice [Internet]. 2008 Jan 9 [cited 2010 Jul 21]. 以下より入手可能：http://www.topaseurope.eu/files/ EPA-Information-Paper-English-vs11_0.pdf

NHS Employers & General Practitioners Committee (BMA). Quality and Outcomes Framework – Guidance for GMS contract 2009/10 [Internet]. 2009 Mar [cited 2010 Jul 21]. 以下より入手可能：www.nhsemployers.org/Aboutus/Publications/Documents/QOF_Guidance_2009_final.pdf

Canadian Institute for Health Information. Pan-Canadian Primary Health Care Indicators [monograph online]. Ottawa: Canadian Institute for Health Information; 2006 [cited 2010 Jul 21]. 以下より入手可能：http://secure.cihi.ca/cihiweb/products/ PHC_Indicator_Report_1_Volume_1_Final_E.pdf
http://secure.cihi.ca/cihiweb/products/ PHC_Indicator_Report_1-Volume_2_Final_E.pdf

Cheryl Levitt
MBBCh CCFP, FCFP
カナダ　オンタリオ州ハミルトン　マクマスター大学　家庭医療学科　教授

　Cheryl Levitt は家庭医でマクマスター大学の家庭医療学科教授である．南アフリカ出身，ヨハネスブルクの Witwatersrand 大学と Soweto の Baragwanath 病院で研修．British Columbia の郡部で 7 年間家庭医として勤務後，マギル大学とマクマスター大学で大学のアカデミック家庭医として 1984 年から勤務している．1996 年から 2006 年マクマスター大学の家庭医療学科の教授，2005 年から 2006 年はオンタリオ家庭医療学会代表を務め，現在はカナダの家庭医療学会の上級リサーチ・アドバイザーである．

　2000 年から 2009 年まで家庭医療の質プロジェクトを率いてきた．

　また，2001 年にはハミルトン周産期センターを発案・実現させている．

　Cheryl はプライマリ・ケア，海外からの医師の移住，ジェンダーの公平性，妊産婦や子供の健康に関連した幅広い著作がある．

　また，1999 年の the Individual National Breastfeeding Seminar Award of Excellence, 2004 年の the South African Women for Women HEALTH Award in, 2008 年の the Enid Johnson Award from the Federation of Medical Women of Canada, 2010 年の the Wonca (World Organization of Family Doctors) Fellowship Award, 2010 年の the Jean Pierre Depins Award of the College of Family Physicians of Canada, 2011 年の the YWCA Woman of Distinction Award for Health Wellness for the City of Hamilton など，多数の受賞者でもある．

Linda Hilts
RN, BSCN, MEd
カナダ　オンタリオ州ハミルトン　マクマスター大学　看護学科　准教授，家庭医療学科　アソシエイトメンバー

　Linda Hilts はハミルトン総合病院の心血管手術室の看護師としてそのキャリアをスタートさせた．VON (Victorian Order of Nurses)，後の CCAC (Community Care Access Centre) に加わる前にはホールブルックのチュドーク病院で脳卒中や脊髄疾患の患者のリハビリテーション部門にパートタイムで携わっていた経歴も持つ．マクマスター大学で BScN，ブロック大学で MEd を取得後，ハミルトン市民病院内で新しく設立されたポジションである，患者教育コーディネーターとして勤務した．1998 年にストーンチャーチファミリーヘルスセンターで家庭医療看護師として働き始め，研修医教育にも関わるようになりストーンチャーチの教育コーディネーターそして FHT (Family Health Team) コーディネーターとなった．Linda は 2002 年から家庭医療の質プロジェクトの看護側のコンサルタントをつとめている．the Sibley Award for part-time faculty at McMaster University, the Ted Evans Scholarship Award for exemplary practice in the four principles of family medicine といった賞など，プライマリ・ケア領域で数々の受賞がある．

　フルタイムでの勤務を退職した 2009 年から，OSCAR 臨床トレーニングでプライマリ・ケアコンサルタントして働きつつ，the Quality in Family Practice プログラムでプライマリ・ケアの質改善に取り組んでいる．

序

Note

家庭医療の質　診療所で使うツールブック（Quality Book of Tools）序

　この Quality Book of Tools（QBT）はカナダ・オンタリオにて 10 年以上の期間をかけて進化してきた．
　2000 年，スコットランド インバーネスの家庭医（general practioner: GP），Ronald MacVicar 医師がハミルトンのマクマスター大学に特別研究期間（サバティカル）で滞在中に家庭医療の質評価のためのツール開発への協力を申し出た．地域の家庭医と作業をすすめ，私達はハミルトンツールと呼ばれる初期版を開発した．これはスコットランドにおいてよく定着している Scottish Quality Practice Awards を基盤としており，私達はこれをハミルトンにさらに適合させるためにいくつかの指標を追加した．2003 年にはオンタリオ家庭医療学会と協力関係を結び，オンタリオ MOHLTC からの資金提供を受け，オンタリオ全体の家庭医が利用可能な Quality tool を開発．ニュージーランドやオーストラリアからもいくつかの要素を取り入れてツールを草稿し，the Quality in Family Practice プログラム（質改善のための自主組織．詳細は www.qualityinfamilypractice.com）において 2005 年，2007 年の 2 回に渡り様々な家庭医療の現場で試験を行った．2008 年から 2009 年にかけてはプライマリ・ケアの質を評価するツールの国際的なレビューを行い，カナダの専門家による修正デルファイ法を通して私達が作成した初期バージョンの妥当性評価を行った．the Ontario Health Quality Counsil と米国の the Institute of Medicine の研究と強調させつつ，数年かけて指標の修正とカテゴリー分けを行った．
　これは QBT の第一版である．作業が進むのにあわせて，またオンタリオの家庭医療の質を測定し評価するためのよりよい方法を発見するのに合わせて進化させ続ける．
　QBT は家庭医とその他のプライマリ・ケア従事者，そして，その指導者，研究者，意志決定者がプライマリ・ケアの複雑な事象を評価するのを助けることを意図している．QBT を利用することで，家庭医療の種々の活動を，診療所管理と臨床的な有効性の評価に落とし込むことが可能になる．家庭医療診療所が自らのパフォーマンス（臨床と診療所管理の双方）を測定しやすくするためにこれらの指標を利用することを意図している．
　ツール開発の歴史や利用法のガイダンスが QBT のイントロダクションに含まれている．8 つの章はそれぞれは診療の特定の分野の「指標」と「基準」からなる「カテゴリー」により構成されている．また，利用者がベスト・プラクティスに基づいた質改善を行えるよう，詳細な情報を鍵となるサイトへのリンクという形で付記した．最新のリンクは次のリンクにあるデータベースに集積されている（http://quality.resources.machealth.ca）．
　乱雑な草稿をこの出版物に変換していく作業に協力してくれた Carol Lane, Wendy Chin, Katherine Li, そして Betty Ho の力がなければ実現は不可能であった．原稿を見直し貴重な提案をしてくれた David Price, Lisa Dolovich, Jan Kasperski, Jennifer McGregor, データベースを作ってくれた Anthony Levinson 医師にも感謝している．このプロジェクトに対して現在も変わらずサポートを下さっているマクマスター大学家庭医療学科とオンタリオ家庭医療学会に厚くお礼申し上げる．

Cheryl Levitt
Linda Hilts
オンタリオ州，ハミルトンにて
2010 年 11 月

Note

ツール作成　協力メンバー (2003-2009)

Project Management Team
Cheryl Levitt, Project Lead
David Price, Physician Consultant
Linda Hilts, Nursing Consultant
Jan Kasperski, OCFP representative

Project Team Members
Angela Barbara, Project Manager & Researcher
Colin McMullan, Research Coordinator
Eileen Hanna, Project Manager
Phyllis Jansen, Research Coordinator
Tammy Villeneuve, Administrative Assistant

Steering Committee Members
Jack Azulay, Patient Representative
Anne Barber, Nurse Practitioner Representative
Elizabeth Beader, Executive Director of North Hamilton Community Health Centre
Janie Bowles-Jordan, Pharmacist Representative
Lisa Dolovich, Pharmacist Representative
Jennifer Frid, Receptionist Consultant
Carol Hayter, Patient Representative
Michelle Martin, Patient Representative
Jennifer McGregor, Dietitian Representative
Ruth Morris, Family Physician Consultant
Mari Rainer, Receptionist Representative
Carol Ridge, Manager Representative
David Smith, Social Worker Representative

Refining the Quality Assessment Tool and modified Delphi Project
Lisa Dolovich, Principal Investigator
Cheryl Levitt, Principal Investigator
David Price, Principal Investigator
Kalpana Nair, Project Manager and Researcher

Consultants
Alan Abelsohn, Consultant on Tool Development
David Chan, IT Consultant
Michael Mills, Australian & New Zealand Site Visitor
Cathy Whyte, Cost Analysis
Chris Woodward, Research Consultant

Corresponding Consultants
Maureen Gillon, New Zealand
Bruce Bagley, United States
Rachelle Vial, United Kingdom
Ronald MacVicar, Scotland
Jim DuRose, New Zealand

イントロダクション

概説

　The *Quality* Book of Tool（QBT）はカナダのオンタリオの家庭医療のセッティングにおけるプライマリ・ケアの質の改善を目的とした診療所管理と実地臨床の指標を取り扱った包括的な書籍である．このQBT2010は2008年から2009年にかけて実施された国際的なレビューとデルファイ変法により妥当性の評価を受けた，2003年から2005年にかけて作成された *Quality in Family Practice Tool* の改訂版である．本書は，紙媒体の書籍とオープンソースのインターネットバージョンの双方で利用可能である．オンタリオ州の家庭医療のためにデザインされたものであるが，カナダ全土，そして国外のプライマリ・ケアセッティングにおいても使用可能であろう．

　このQBTにはカテゴリーと価値の概念的枠組は，メタファーとして選ばれた黄色と紫色のひまわり，*Quality* Flowerで表現される（下の図参照）．

　ひまわりが一日を通じて太陽の後を追い，日光の下で力強く成長する一方で，水と太陽の光のどちらかでも欠ければ枯れてしまうように，プライマリ・ケアの質が大輪の花を咲かせるには，注意深く育て，支える必要がある．このひまわりの未来は花の中央（種子）にある．それは継続的な質改善への診療所チームのコミットメントが「質」の核心であることのたとえである．ひまわりの花びらは家庭医療のセッティングにおける質の指標のカテゴリーを表現している．この第1版では8つのカテゴリーが設定されているが，将来プライマリ・ケアがさらに発展し質改善がさらに発展したら加えられるかもしれない（ひまわりの黄色い花びらは未だ発見されていないカテゴリーを表現している）．紫が「質」のカラーとして選択されたのは，質自体が複雑なものであり，その質の改善を日常業務の中に継続的に取り込んでいくという挑戦を表現している，他にない複雑でユニークな色彩だからである．しかし，時がたち，経験を重ねるにつれて，「質」を日々の活動に組み込んでいくことの内なる価値と恩恵をより明らかになっていくのであろう．

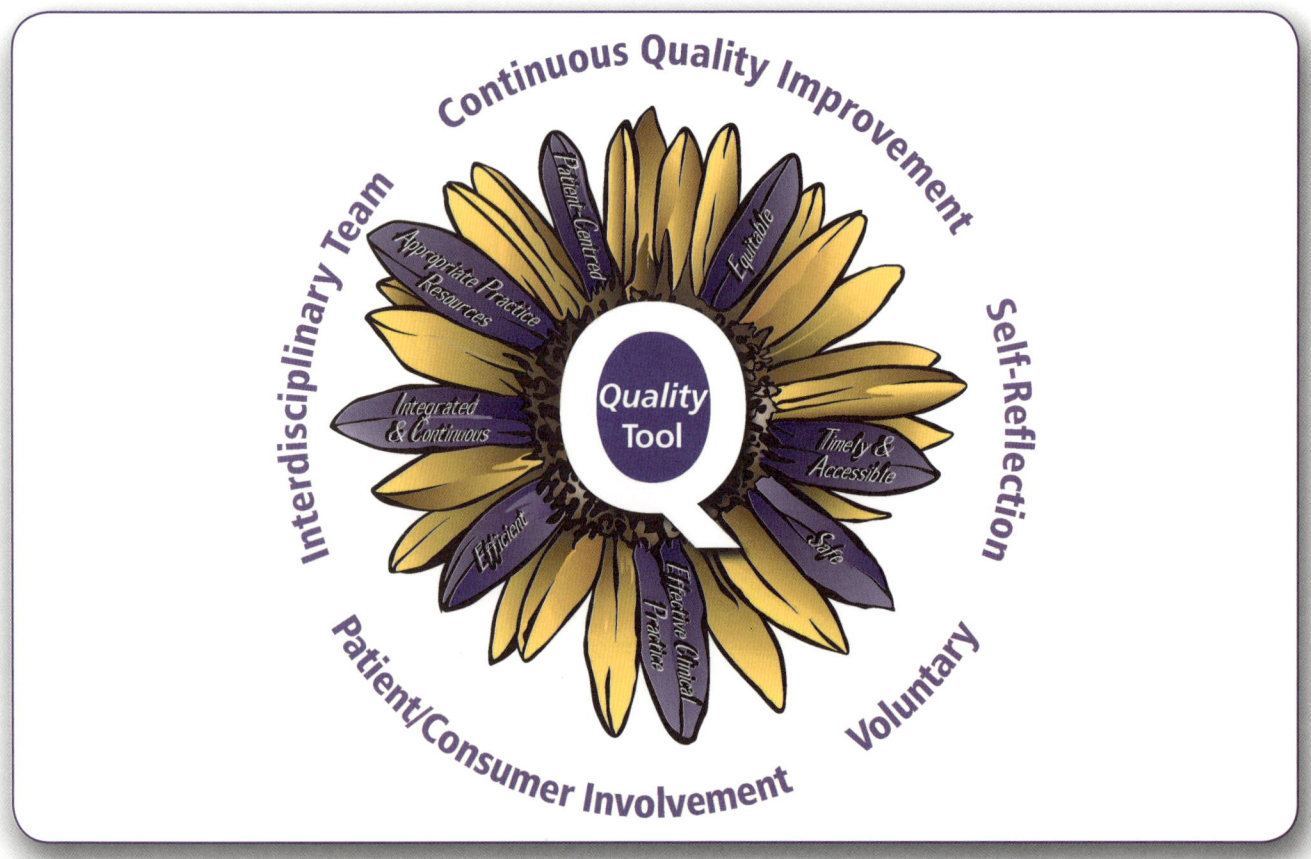

オンタリオのプライマリ・ケアにおける継続的な質改善の文化を醸成していく上で欠かせない5つの価値を挙げる（順不同）．

- 日常の活動に組み込まれた，終わりのない継続的な質改善（continuous quality improvement: CQI）の文化．CQIには変化を検証するPlan-Do-Study-Act（PDSA）サイクルを適用することができる．
- ベスト・プラクティスの観点から，自らの診療がどの地点にいるのかを評価し行動を起こすことを可能にする，**自己省察**のプロセス．
- 強制されるのではなく，**自発的**にそのような評価を行うこと．
- **患者や利用者**を巻き込むこと
- **多職種チーム**を構成し機能させること

　家庭医療の活動の共通要素を具体化した8つのカテゴリーを表現する8枚の花びらをもった「質」の花を，5つの価値が囲む．

　これらの8つのカテゴリーは（米国の）Institute of Medicine（Crossing the Quality Chasm）や the Ontario Health Quality Counsil's Reporting Framework（Attributes of a High Performing Health System[1,2]（表1　本書20ページ）の打ち立てた目標にも準拠する．

　8つのカテゴリーは便宜上，以下のように分類されている．

　　A　患者中心性（Patient-Centered）
　　B　公平・公正性（Equitable）
　　C　適時性と近接性（Timely and Accessible）
　　D　安全性（Safe）
　　E　効果的な診療（Effective Clinical Practice）
　　F　効率性（Efficient）
　　G　統合ケアと継続性（Integrated and Continuous）
　　H　適切な診療所リソース（Appropriate Practice Resources）

　8つのカテゴリーは34のサブカテゴリーを持ち，相互に類似した指標がグループ化されている．サブカテゴリーは70の指標をもち，43の診療所管理指標と27の臨床指標に分類される．これらの指標は，ケアの質を改善するために評価されるべき家庭医療のパフォーマンスの共通要素を表すよう体系的にデザインされている．とはいえ，そのリストはすべてを含む網羅的なものではなく，個別の診療に重要で関連性のある全ての要素を含んでいないかもしれない．それぞれの指標は，パフォーマンスの質を評価するために計測・測定可能な「基準」を持つ．「基準」はそれぞれ独立しており，定義づけされており，測定可能で，明確なものである．基準には以下の3種類のものがある．

　　⚖　Legal and Safety ― 法により定められている，要求されている項目
　　★　Essential ― ベスト・プラクティスに必要とされている項目
　　＊　Desirable ― さらに質を高めるために望まれる項目

（＊⚖指標の前提は，これらの基準や規則は認証を与える性質に基づいている．）

　ほとんどの家庭医療診療所はまずLegalとEssentialの基準を満たし，つぎにDesirableの基準を満たす努力をすることが望ましい．

　ベスト・プラクティスを示すガイドラインとそれに関連するオーディットの要件は非常に複雑で，かつ本書を執筆中の現時点では国内外の資源がすべて家庭医療の現場で広く用いることができるというわけではない．これらのガイドラインは「ベスト・プラクティス」を反映しているが，オンタリオのほとんどの診療所はQBTの中で表現されている質をモニタリングする指標とは合致していない．ベスト・プラクティス自体が発展する必要があり，更新され続けることが必要なのである．QBT内の指標や基準はオンタリオ内の診療所の標準的な姿として考え出されたものではない．これらはあ

イントロダクション

くまでガイドにすぎず，継続的な質改善（CQI）の精神と急速なサイクルの変化の中で診療所が選択することを援助するものである．いくつかの指標は，他のものよりも優先されるものもあるだろう．しかし，時間がたつにつれ全ての指標が質改善のサイクルに取り込まれ，質改善プログラムの一部となっていくだろう．

QBT はインターネットをベースとしたツールである．それぞれの指針は「追加情報」と呼ばれるセクションを持ち，関連のあるインターネット上のリンクをリスト化し，直接電子化されたバージョンにアクセスできる．最新のリンクはリソースデータベース（http://quality.resources.machealth.ca）に集められている．それぞれの指標は指標の示す要件を満たすために必須のパフォーマンス測定活動として説明されている「解説・解釈」によって評価を受けている．また，これらの「追加情報」のリンクはオンタリオ内または他の場［例：政府のサイト，専門家組織のサイト，2010 年時点での「ベスト・プラクティス」を示すガイドライン（Cochrane Library review など）］にある有用な資源につながっている．筆者はリンク先にあるホームページの内容に対して責任を負うものではない．

背景

QBT は，オンタリオの家庭医診療所でトレーニングを受けた仲間同士により行われる自発的な評価を実現することを目的とした「Quality プログラム」の重要な成果物である．Quality プログラムチーム（マクマスター大学とオンタリオ家庭医療学会が協力して作ったグループ）は 2003 年オンタリオの Ministry of Health and Long-Term Care により設立され，多様な局面でプログラムとオリジナルの Quality Tool をテストしてきた．2003 年から 2005 年の間，チームは国内外の家庭医療分野における質評価に関する文献をレビューし，フォーカス・グループインタビューや環境調査，患者や医師とのテレビカンファレンスを実施，すでに質評価のプログラムを稼働させている英国，オーストラリア，ニュージーランド，カナダのトロントを訪問してきた．Quality プログラムやツールの開発にはこれらの情報が貢献した．プライマリ・ケア提供者，事務局，患者／利用者，外部のコンサルタント，利害関係者によるアドバイザリー委員会からなる運営委員会がこのプロジェクトチームを支えた．プログラムとツールは 2005 年と 2006 年の間にオンタリオの都市部と郡部の 3 つの診療所で試験され，さらに 2007 年と 2008 年には 7 つのファミリーヘルスチーム（74000 人の患者をケアしている 130 人の医療保健従事者による）においても試験を実施した．

2008 年から 2009 年にかけて種々の指標をデルファイ変法を用いて検討し，2009 年から 2010 年にかけて Quality tool を改訂，QBT が誕生した．家庭医療の複雑な領域を全てカバーするに至った．

なぜ QBT が必要か？

家庭医やその他のプライマリ・ケアの提供者は患者に質の高いケアを提供するために日々努力している．その質の高さを測るには評価が欠かせなく，優れたツールによってのみ診療所がケアの質を表す重要な要素をリストアップしランクづけることができる．QBT は地域や国内外における経験に基づき構築され，専門家からなる委員による妥当性の評価を受け，オンタリオのプライマリ・ケア提供者により，オンタリオのプライマリ・ケア提供者のために執筆された．このツールは自発的な質評価のための *Quality in Family Practice* in Ontario プログラムの重要な要素として，あるいはプログラムに関係なく利用することもできる．質評価のために能動的に，またはある問題の解決のために受動的に，など様々な理由で医師や診療所に用いられることになるだろう．

QBT はどこにあるのか？

QBT はインターネット上の書籍として www.qualityinfamilypractice.ca から入手することができる．

また，McMASTER INNOVATION PRESS を通してオンデマンドでプリントされる "図書館クオリティの本（library-quality book）" としても購入できる．書籍全文でも個々の章のみでもホームページから必要に応じて閲覧可能である．

継続的な質改善（Continuous Quality Improvement）

QBT は CQI（continuous quality improvement：継続的な質改善）活動に最適なツールである．CQI とはある特定の診療やサービスに関するデータを，ベンチマークとなるパフォーマンスを参考として収集し，適切な評価指標を探し妥当性

を評価し，ケアのプロセスや診療所運営の抱える問題点を見いだすプロセスである．CQI は日常業務の一部としてシステム全体を絶え間なく改善していく文化であり，入手可能な最善の知識に基づいて努力を継続する文化である．私達は私達自身が何をしているのかを知らなければ何をどのように改善したらよいのかを知ることはできない．だから「質」を測定するのである．しかし，測定だけでは不十分であり，役には立たない．CQI アプローチと関連づけなくてはならない．

現在，CQI を適用するための多くのモデルやサイクルが利用できる．家庭医療の分野でもっとも普及しているのは PDSA（Plan-Do-Study-Act）サイクルである．PDSA を取り入れることで，実施した何らかの小さな改善が適切かどうか判断できる．あらゆる小さな改善が「知」と「確信」を築き上げ，診療の質について継続的に振り返ることを可能にするのである．

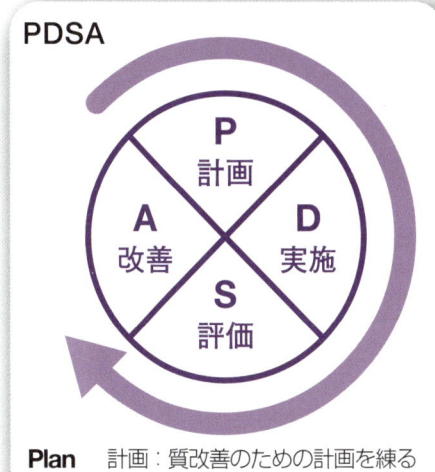

PDSA

P
計画
D
実施
S
評価
A
改善

Plan 計画：質改善のための計画を練る

Do 実施：最初は小さな規模で計画を実施する

Study 評価：計画を確定，または修正するためにフィードバックを得て評価する

Act 改善：計画を定着させる，または修正を行う

Don Berwick[3]

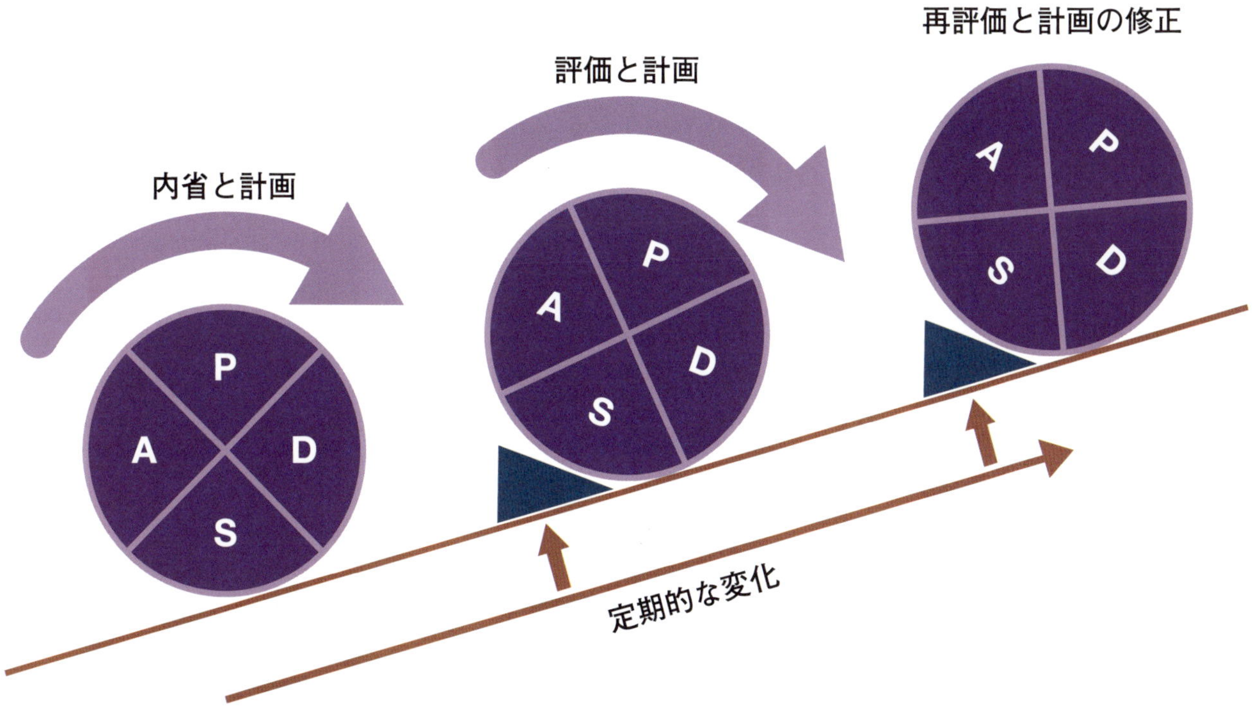

再評価と計画の修正
評価と計画
内省と計画
P
A
D
S
定期的な変化

Institute for Healthcare Improvement[4]

QBT をどのように利用するか？

> 「千里の道も一歩から（老子）」

QBT の一連の指標や基準によって，改善が必要な分野だけでなく，診療所自体の強みを内省することができる（「あなたがいるところ」"where you are"）．そうすることで，診療所はいつか達成されるであろう改善に向けた活動に焦点を当てることができる（「あなたが目指すところ」"where you want to be"）．

QBT は壮大で意欲的なツールであり，怖じ気づくような気持ちにもなるが，私達はこの QBT を利用し始めるに当たり以下のような提案をしたい．

- QBT はプライマリ・ケアにおける共通のベスト・プラクティスの一覧である．診療所全体を改善するためにデザインされたが，一つの指標から始めてもかまわない．理想的には Quality in Family Practice プログラムのような自発的な評価プログラムの一部として始めるとよい．
- QBT の目的や様々なカテゴリー，サブカテゴリー，指標や基準の概要をつかむためにイントロダクションを読むことをおすすめする（例：カテゴリー D：安全性はコールド・チェーン，感染管理，薬剤管理，カルテ管理といったサブカテゴリーに分類される）．QBT は 8 つのカテゴリーに分けられ，34 のサブカテゴリーをもち，70 の指標を持つ．それぞれの指標は「追加情報」のコーナーでエビデンスに基づいたホームページへリンクしている．最新のリンクは http://quality.resources.machealth.ca にまとめられており閲覧できる．
- 診療所の質改善のために，CQI と PDSA サイクルの利用法について読んで思考を巡らせてほしい．
- あなたの診療所の改善したい分野はどこか？その優先順位は？を決めよう．診療所全体を評価したいのか？ある一分野だけなのか？もし診療所全体を改善したいのだとしても，1 つの分野から開始することもできる．たとえば診療所管理や臨床問題から，など．
- カテゴリーを選択し，サブカテゴリーに掘り進めてほしい．注目したいサブカテゴリーが見つかれば，あなたの診療所にとってもっとも切実な指標から始め，基準を精査してほしい．
- 次に，あなたの診療所がその「解説・解釈」を満たすかどうか決めよう．多くの診療所ではいくつかの指標や基準をすでに満たしていることが多い．
- 基準を満せなかった点については PDSA アプローチを適用しよう．あなたがどこにいて，どのような改善が必要なのかを評価しよう．あなたが到達したい場所にいくために必要な最初のステップを計画しよう．そして改善活動を行い，さらに達成したかったことを成し遂げられたか測定し評価しよう．もし達成することができなかったのならば，PDSA をまた繰り返そう．基準を満たすまでには何度も改善活動が必要となることは決して珍しいことではない．

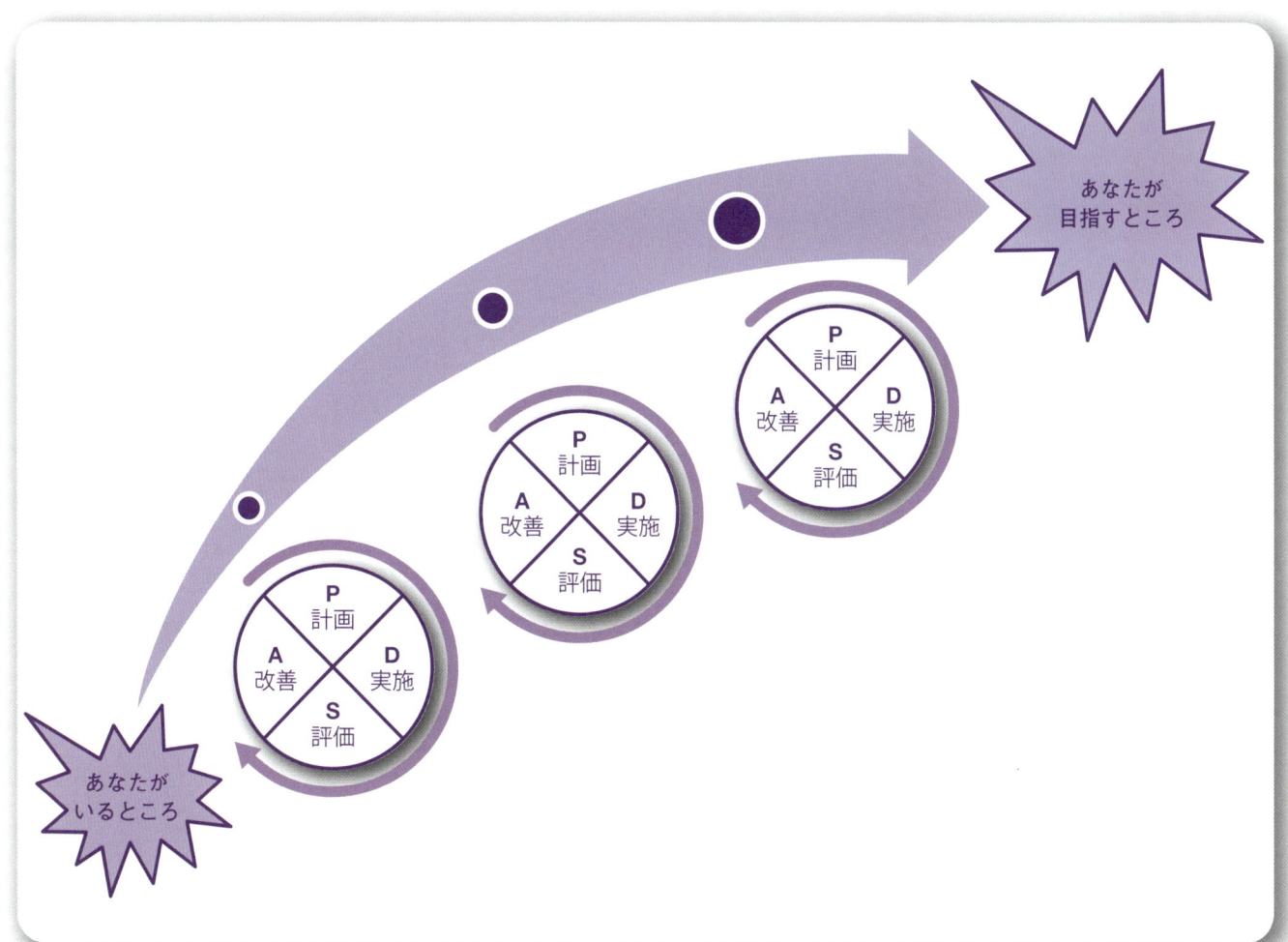

概説 19

イントロダクション　概要

表1. Quality Book of Tools のカテゴリーの由来：the Health Quality Ontario（HQQ）［前身は Ontario Health Quality Council（QHQC）］と the Institute of Medicine より

Quality Book of Tools	Health Quality Ontario（HQQ）	Institute of Medicine
カテゴリーA　患者中心性 診療の問題についてはプライバシーと守秘義務，案内文書と法的契約，必要な報告，そして限界・境界領域の問題（Boundary issues）が含まれる．患者に関する問題についてはフィードバックと意見表明，情報提供に基づく決断と自己管理，そして教育リソースの提供を含む．	**患者中心性** 医療従事者は，個人のニーズと選好を尊重しながらサービスを提供すべきである．例えば，患者は個人の尊厳とプライバシーを尊重したケアを受けるべきであるし，また宗教的，文化的，言語的ニーズと生活環境を尊重したケアを見つけられるべきである．	**患者中心性** 個別の患者の選好やニーズ，価値観を尊重し，それに対応していくケアを提供しながら，患者の価値観が全ての臨床決断を導いていくことを担保する．
カテゴリーB　公平・公正性 患者が人種や居住地にかかわらず差別なく受け入れられ治療が受けられる，さらに必要な時には特別なサービスも受けられるべきである．	**公平・公正性** 人々は誰であってもどこに住んでいても同質のケアを受けられるべきである．例として，英語やフランス語が話せず，医療サービスについて探す事が困難でも，サービスを受けられる．同様のことが，貧しかったり，低学歴だったり，小さな村や僻地に住んでいたとしても保障される．必要なケアをあらゆる人に確実に届けるために，時によって特別な援助が必要となるときがある．	**公平・公正性** 性別や人種，居住地，社会経済的な地位など，個人の背景要因により質的に変化することのないケアを提供すること．
カテゴリーC　適時性と近接性 患者は予約ができ，紹介を受け，検査結果を知ることができ，時間外もしくは救急診療を適切なタイミングで受けることができる．そして新患のカルテも効率的に転送できる．	**近接性** 人々は，適切な医療者によって，適切なセッティングで，適切な時間に，適切なケアを受けられるべきである．例として，特殊な検査が必要となれば，患者は余計なストレスや不安なくその検査を受ける事ができる．糖尿病や気管支喘息などの慢性疾患をかかえていれば，それらを管理し，さらに増悪するのを防いでくれるような支援を見つけられるべきである．	**適時性** 医療の受け手と提供者の双方にとっての待ち時間と，ときに有害となりうる診療の遅延とを減らすこと．
カテゴリーD　安全性 安全性の問題は以下を網羅している．それは，感染管理，ワクチンの保管，診療所での手技，鋭利物・医療廃棄物の処分，安全で適切な医療機器，薬剤と処方マネジメント，カルテの保管，診療録に重要な情報が確実に記載されていること，検査結果の追跡やインシデントレポートである．	**安全性** 人々はケアを受ける時，アクシデントやミスによって不利益を受けてはならない．	**安全性** 患者のために行ったケアによって，患者が不利益を被ることを避けること．

Quality Book of Tools	Health Quality Ontario（HQQ）	Institute of Medicine
カテゴリーE　効果的な診療 患者はエビデンスに基づいた最良の診療ガイドラインを基礎とした良質なケアを受ける．これらは生活習慣と予防，予防接種，スクリーニングとサーベイランス，ライフサイクルのマネージメント，性の健康，家庭内暴力，慢性疾患のマネージメント，緩和ケアが含まれる．	**効果性** 人々は，効果的で最良の科学的情報に基づくケアをうけるべきである．例えば，患者が受けるケアの協調性，疾病の予防や科学技術の利用に関する改善の方法といった患者固有のニーズに対し何が信頼できる治療なのか，主治医（または医療従事者）は知っているべきである． **地域住民へのケアの視点** ヘルスシステムは疾患を予防し，オンタリオ市民の疾患を予防し，健康を改善するよう機能すべきである．	**効果性** 科学的知見に基づいたサービスを益のある全ての人に届け，益のない人に届くことを慎むこと．（過少な利用と過度な利用の双方を避ける）
カテゴリーF　効率性 不要な重複を減らし，時間のむだを省き，検査や結果報告が効率よく管理できるようにする．	**効率性** ヘルスシステムは，絶えずむだを省く方法を探求すべきである．むだには必要資材，医療機器，時間，アイデア，情報をむだにしてしまうことも含まれる．例として，繰り返す検査や，医師間の情報のやり取りの時間を省くため，安全なコンピューターシステムを利用して，どの医師も患者情報にアクセスできるようにすべきである，などがあげられる．	**効率性** むだを省くこと．むだには，患者の時間，医療機器，必要資材，アイデア，労力をむだにしてしまうことも含まれる．
カテゴリーG　統合ケアと継続性 統合ケアとケアの継続性の指標には，患者の複雑なニーズに対するサービス提供，コミュニティケアとの統合，診療所外でのケアの提供が含まれる．	**統合ケア** ヘルスシステムに参加している全ての機関は，質の高いケアを提供するために組織され，互いに連携し，協働すべきである．例として，患者が大手術が必要となったとすると，病院からリハビリ病院へのスムーズな転院，自宅退院後も患者が必要なケアの提供の調整がされるべきである．	
カテゴリーH　適切な診療所リソース 指標は，人材管理，施設管理，職場安全，火災管理，そして診療改善とその計画を含んでいる．	**適切なリソース** ヘルスシステムには，人々の健康ニーズを考慮した，資格のある提供者，資金，情報，設備，資材，施設が，十分に含まれるべきである．例として，年をとるほど，人は多くの健康問題を抱える．このことは，特別な機器，医師，看護師，よいケアを提供する他の医療従事者の必要性が今後さらに高まることを意味する．そのため，質の高いヘルスシステムを計画し準備していくとよい．	

イントロダクション 概要

図1 カテゴリーと指標

A 患者中心性 (Patient-Centered)
7つのサブカテゴリーと8の指標

A.1 プライバシーと守秘義務
- 診療所チームが法律に従って患者情報のプライバシー保護を遵守している．

A.2 運営方針文書と法律上の契約書
- 診療所チームは，患者のニーズや権利を尊重している取り組みを明らかにする．

A.3 報告義務
- 法律に則って義務的な報告が行なわれる．

A.4 限界・境界領域の取り扱い
- 臨床チームのすべてのメンバーは，限界・境界領域の問題の取り扱いにおけるプロフェッショナルとしての規範について，トレーニングをうけている．

A.5 患者からのフィードバックや提案を積極的に取り入れる
- 診療所チームは患者からのフィードバックや提案を積極的に取り入れる．
- 診療所チームは，患者が苦情を言う権利を尊重している．

A.6 十分な情報提供と意思決定
- 患者は自分自身のケアを決定するために十分な情報を提供されている．

A.7 患者向けの教材
- 臨床チームは健康増進，予防，および疾患管理に関して，教育的な情報を提供している．

B 公平・公正性 (Equitable)
1つのサブカテゴリーと3の指標

B.1 公平・公正性
- 新患が差別なく診療を受けることができる．
- 患者は人物や居住地にかかわらず同質のケアを受けている．
- 診療所のチームは特別なニーズを持つ患者に対する付加的なサービスを同定し提供している．

C 適時性と近接性 (Timely and Accessible)
2つのサブカテゴリーと6の指標

C.1 適時性と近接性
- 患者は電話，Eメール，その他の電子媒体によって診療所にアクセスできる．
- 患者は適切に予約ができる．
- 新患登録とカルテの転送が適時に利用できて，アクセスもよい．
- 検査や専門医への紹介が適時に行われている．

C.2 時間外診療，救急診療
- 診療所が24時間・365日アクセスできるようになっている
- 救急診療 (emergencies) と準緊急診療 (urgent) に対応している．

D 安全性 (Safe)
8つのサブカテゴリーと11の指標

D.1 感染管理
- 診療所チームが感染管理のガイドラインを遵守している．

D.2 コールド・チェーン(低温流通)
- 診療所チームはワクチンの保管とコールド・チェーン(低温流通)の州のガイドラインを遵守している．

D.3 手技
- 診療所で行われる手技は一般的なガイドラインを遵守している．

D.4 鋭利物，感染性廃棄物の処分
- 診療所チームは鋭利物や感染性廃棄物を安全に処分している．

D.5 医療機器
- 医療機器や医療資源は安全で，適切で，確実で，いつでも利用できて，よく管理されている．

D.6 薬剤
- 診療所で利用できる薬剤は適切で，管理されており，安全でかつ維持されている．
- 処方マネジメント．

D.7 カルテ管理と保管
- 診療記録が安全にかつ機密を守って蓄積・ファイルされている．
- 診療記録は質の高い患者ケアの提供に必要な全ての情報を含んでいる．
- 患者の検査結果と医学的レポートを追跡し，管理するシステムがある．

D.8 インシデントレポート
- 重大なあるいは重大な可能性があった有害事象を同定して検討するインシデントレポートのシステムがある．

E 効果的な診療 (Effective Clinical Practice)

9つのサブカテゴリーと27の指標

E.1 生活習慣と予防
- 禁煙.
- アルコール.
- 食事と運動.

E.2 予防接種
- 乳児・幼児・思春期の児童への予防接種.
- 成人への予防接種.

E.3 サーベイランスとスクリーニング
- 大腸・直腸癌のスクリーニング.
- 子宮頸癌のスクリーニング.
- 乳癌のスクリーニング.

E.4 ライフサイクルのマネジメント
- 乳幼児ケア.
- 思春期のケア.
- 妊産婦ケア.
- 成人のケア.
- 虚弱高齢者のケア.

E.5 性の健康
- 性の健康.

E.6 家庭内暴力
- 家庭内暴力.

E.7 慢性疾患のマネジメント
- メンタルヘルス.
- 糖尿病.
- 高血圧.
- 冠動脈疾患の二次予防.
- 脳卒中, 一過性脳虚血発作 (TIA).
- 気管支喘息.
- COPD.
- 甲状腺機能低下症.
- てんかん.
- 癌.

E.8 緩和ケア
- 緩和ケア.

E.9 オープン指標
- オープン指標.

F 効率性 (Efficient)

1つのサブカテゴリーと1つの指標

F.1 効率的な情報管理
- 患者の検査報告を効率的に管理するシステムがある.

G 統合ケアと継続性 (Integrated & Continuous)

2つのサブカテゴリーと3つの指標

G.1 診療所におけるケアの継続性
- 診療所チームはケアの継続性を担保している.
- 診療所チームは, 複雑なニーズの患者 (受診頻度が高い患者, 救急外来をよく受診する患者, しばしば重篤化する患者, 多数のプロブレムをもつ患者) に対するケアの継続性を担保している.

G.2 診療所外のケア
- 診療所外のケアについて指針がある.

H 適切な診療所リソース (Appropriate Practice Resources)

4つのサブカテゴリーと11の指標

H.1 人材管理
- 臨床チームのすべてのメンバーは免許を持ち, 資格を保有している.
- 診療所に, 人材管理の方針と手順がある.
- 診療所メンバーはチームとして機能している.
- 診療所チームのメンバーはワークライフバランスがとれている.

H.2 設備
- 診療所がバリアフリーである.
- 待合室は患者とその家族に配慮された空間になっている.
- 診察室は患者の快適さとプライバシーが保たれている.

H.3 職場安全と防火管理体制
- 診療所は職場安全に注力している.
- 火災リスクが最小化されている.

H.4 診療所改善とその計画
- 診療所チームは持続的な診療所の質改善 (CQI) に積極的に取り組んでいる.
- 診療所チームは改善とリスク管理のために策定された診療計画を有している.

この図表は, QBTのカテゴリー, サブカテゴリー, 指標を図示している. 70のパフォーマンス指標があり, 43指標は診療所管理に関するもので, 27は臨床指標である.

イントロダクション　カテゴリー指標の要約

カテゴリー A　患者中心性（Patient-Centered）

このカテゴリーの指標は診療と患者に関する問題が含まれる．診療の問題についてはプライバシーと守秘義務，案内文書と法的契約，必要な報告，そして限界・境界領域の問題（Boundary issues）が含まれる．患者に関する問題についてはフィードバックと意見表明，情報提供に基づく決断と自己管理，そして教育リソースの提供が含まれる．

カテゴリー A は 7 つのサブカテゴリーと 8 つの指標からなる

サブカテゴリー A.1　プライバシーと守秘義務

指標 A.1.1
診療所チームが法律に従って患者情報のプライバシー保護を遵守している．

患者プライバシーを維持するために勧められるステップとしては，文書化された指針の起草，スタッフのトレーニング，文書を第三者に開示する際の患者同意の取得，そして，患者記録の保護がある．

サブカテゴリー A.2　運営方針文書と法律上の契約書

指標 A.2.1
診療所チームは，患者のニーズや権利を尊重している取り組みを実践している

チーム・メンバーは，包括的なケアや患者の権利へ尽力し，医療サービス，法的義務，契約要件（医療保険）について深く理解している

サブカテゴリー A.3　報告義務

指標 A.3.1
法律に則って義務的な報告が行われる

臨床チームのメンバーは，取り締まり規則に精通しており，報告された事例を記録している

サブカテゴリー A.4　限界・境界領域の取り扱い

指標 A.4.1
臨床チームのすべてのメンバーは，限界・境界領域の問題の取り扱いにおけるプロフェッショナルとしての規範について，トレーニングをうけている

臨床チームのメンバーは，管理局*の限界と境界領域の方針をよく知っている
診療所の管理者は，利益相反を認識し，明示する方法知っている

*注：regulatory colleges：日本では厚生局／厚生労働省

サブカテゴリー A.5　患者からのフィードバックや提案を積極的に取り入れる

指標 A.5.1
診療所チームは患者からのフィードバックや提案を積極的に取り入れる

患者は質問紙，院内委員会あるいは投書箱を通じて改善を提案できる．診療所は患者のフィードバックを記録し，チームメンバーに伝えている

指標 A.5.2
診療所チームは，患者が苦情を言う権利を尊重している

診療所は文書化された苦情対応に関する方針を持っており，全ての苦情とそれらの解決方法を記録している

サブカテゴリー A.6　十分な情報提供と意思決定

指標 A.6.1
患者は自分自身のケアを決定するために十分な情報を提供されている

患者は十分な情報とその情報に基づく意思決定のサポートを受け，インフォームド・コンセントを医療者に提示する．また，その適切な書式が提供される

サブカテゴリー A.7　患者向けの教材

指標 A.7.1
臨床チームは健康増進，予防，および疾患管理に関して，教育的な情報を提供している

患者は，教材，コミュニティーへの紹介，文書やオンラインでの資料，および利用可能な公共の健康プログラムについての情報を受け取ることができる．

24　Quality Book of Tools

カテゴリーB　公平・公正性（Equitable Care）

このカテゴリーの指標は公平・公正に関する問題を取り扱う．患者が人種や居住地にかかわらず差別なく受け入れられ治療が受けられる，さらに必要な時には特別なサービスも受けられるべきである．

カテゴリーBは1つのサブカテゴリーと3つの指標からなる

B.1　公平・公正性

指標 B.1.1
新患が差別なく診療を受けることができる．
　診療所チームのすべてのメンバーが，診療所に新患を受け入れるという職業人としての責務を認識している．

指標 B.1.2
患者は人物や居住地にかかわらず同質のケアを受けている．
　移民，難民，ホームレス，先住民を含む全ての患者に対して同質のケアが提供されている．ケアの質が患者の性的指向，性別，年齢，言語，宗教により影響を受けない．

指標 B.1.3
診療所のチームは特別なニーズを持つ患者に対する付加的なサービスを同定し提供している．
　診療所のチームは特別なニーズを持つ患者（例：文化や言語の問題，視力・聴力の障害，身体的・認知の障害）に対して必要時には付加的なサービスを提供することができる．

イントロダクション　カテゴリー指標の要約

カテゴリーC　適時性と近接性（Timely And Accessible）

本カテゴリーの指標では適時性と近接性に関する問題を取り扱っている．患者は予約ができ，紹介を受け，検査結果を知ることができ，時間外もしくは救急診療を適切なタイミングで受けることができる．そして新患のカルテも効率的に転送できる．

カテゴリーCは2つのサブカテゴリーと6つの指標からなる

C.1　適時性と近接性

指標 C.1.1
患者は電話，Eメール，その他の電子媒体によって診療所にアクセスできる．
　電話やEメール，他の電子媒体のシステムが使いやすく，簡単に診療所へアクセスできるように整備されている．

指標 C.1.2
患者は適切に予約ができる．
　患者は必要に応じて長時間もしくは短時間の予約ができ，待ち時間はモニターされている．

指標 C.1.3
新患登録とカルテの転送が適時に利用できて，アクセスもよい．
　新患は効率的に登録され，彼らのカルテはCPSO（College of Physicians and Surgeons of Ontario）ガイドラインに基づき診療所と情報のやり取りができる．

指標 C.1.4
検査や専門医への紹介が適時に行われている．
　検査や紹介に要する待ち時間をモニターするための所定のシステムがある．

C.2　時間外診療，救急診療

指標 C.2.1
診療所が24時間・365日アクセスできるようになっている．
　診療所に24時間・365日アクセスできるよう保証されている．困難な場合には，別の方法が提供されている．

指標 C.2.2
救急診療（emergencies）と準緊急診療（urgent）に対応している．
　患者は準緊急（urgent）の予約ができ，診療所チームは救急を認識し対応するためのトレーニングを受けている．

カテゴリー D　安全性（Safe）

このカテゴリーの指標は安全性の問題を網羅している．それは，感染管理，ワクチンの保管，診療所での手技，鋭利物・感染性廃棄物の処分，安全で適切な医療機器，薬剤と処方マネジメント，カルテの保管，診療録に重要な情報が確実に記載されていること，検査結果の追跡やインシデントレポートである．

カテゴリーDは8つのサブカテゴリーと11の指標からなる

D.1　感染管理
指標 D.1.1
診療所チームが感染管理のガイドラインを遵守している．
　チームメンバーは消毒と滅菌のガイドラインに従い，滅菌された器具を適切に保管し，手指衛生を実践する．

D.2　コールドチェーン
指標 D.2.1
診療所チームはワクチンの保管とコールド・チェーン（低温流通）に関する州のガイドラインを遵守している．
　効果的なワクチン保管のガイドラインはワクチン用に指定された冷蔵庫の使用とワクチンが期限内のものであることを確認することを含む．

D.3　手技
指標 D.3.1
診療所で行われる手技は一般的なガイドラインを遵守している．
　診療所には認められた手技のリストがあり，臨床チームはこれらの手技を一般的なガイドラインに基づき実施するための適切なトレーニングと器具を有している．診療所のチームメンバーは認められたガイドラインに基づく適切なトレーニングを受け，それらを実施するために必要な機器がある．

D.4　鋭利物，感染性廃棄物の処分
指標 D.4.1
診療所チームは鋭利物や医療廃棄物を安全に処分している．
　診療所には，鋭利物と感染性廃棄物を安全に処分するためのシステムを有している．

D.5　医療機器
指標 D.5.1
医療機器や医療資源は安全で，適切で，確実で，いつでも利用できて，管理されている．
　診療所の医療機器は安全で，適切で，必要時にいつでも利用でき，よく管理されている．

D.6　薬剤
指標 D.6.1
診療所で利用できる薬剤は適切で，管理されており，安全でかつ維持されている．
　診療所における薬剤管理の推奨されているステップとして，権限のある人だけが使用できること，安全に保管されていること，1年に2回のオーディットがされていること，調剤記録があることが挙げられる．

指標 D.6.2
処方マネジメント．
　患者のために発注された薬剤が可能な限り安全な方法で処方され，管理されている．

指標 D.7.1
診療記録が安全にかつ機密を守って蓄積・ファイルされている（A.1.1も参照）．
　診療記録が機密を守って蓄積され，権限のある医療スタッフにのみ検索可能であることを保証するステップに，バックアップ用のテープ・CDの安全な保存，コンピューターのパスワード保護とロックアウト，そしてIT長期計画が含まれている．

指標 D.7.2
診療記録は質の高い患者ケアの提供に必要な全ての情報を含んでいる．
　患者の診療記録には累積患者プロファイル（CPP），プロブレムと薬剤の最新のリスト，電話での会話，臨床的意思決定，患者とそのケアに必要なその他の全ての情報が，最良の診療ガイドライン，法律，地域の基準に沿って，含まれているべきである．

指標 D.7.3
患者の検査結果と医学的レポートを追跡し，管理するシステムがある．
　診療所には検査結果と医学的レポートを管理する効率的なシステムがある．それは紛失した検査結果のフォローアップや患者への通知も含んでいる．

指標 D.8.1
重大なあるいは重大な可能性があった有害事象を同定して検討するインシデントレポートのシステムがある．
　インシデントレポートと管理のシステムにより，有害事象，エラー，ヒヤリハットなどを同定して検討している．

イントロダクション　カテゴリー指標の要約

カテゴリー E　効果的な診療

このカテゴリーの指標は，患者がエビデンスに基づいた最良の診療ガイドラインを基礎とした良質なケアを受けることを保証するためのステップを推奨する。これらは生活習慣と予防，予防接種，スクリーニングとサーベイランス，ライフサイクルのマネージメント，性の健康，家庭内暴力，慢性疾患のマネージメント，緩和ケアにおける臨床アウトカムが含まれる。

カテゴリーEは9つのサブカテゴリーと27の指標からなる

サブカテゴリー E.1　生活習慣と予防

指標 E.1.1
禁煙
診療所チームはエビデンスに基づいた禁煙を支援するアプローチを用い，その進捗を追跡する．

指標 E.1.2
アルコール
飲酒やアルコール乱用の問題を抱えている患者を支援するために診療所で推奨される方法として，スクリーニングツール，カウンセリング，薬物療法，地域のプログラムへの紹介がある．

指標 E.1.3
食事と運動
食事と運動について患者を支援するために診療所で推奨される方法として，薬物療法についての定期的な評価，地域リソースへの紹介，BMIや腹囲の記録がある．

サブカテゴリー E.2　予防接種

指標 E.2.1
乳児・幼児・思春期の児童への予防接種
診療所のチームは，乳児・幼児・思春期の児童への予防接種についての州のガイドラインに従っている．それは，保健所の担当部門への定期的な更新情報の提供や副反応の報告を含む．

指標 E.2.2
成人への予防接種
診療所チームは，成人への予防接種についての州のガイドラインに従っている．それは，Health Canadaへの副反応の報告を含む．

サブカテゴリー E.3　サーベイランスとスクリーニング

指標 E.3.1
大腸・直腸癌のスクリーニング
診療所チームは大腸・直腸癌の早期発見のためのスクリーニング，サーベイランス，検査勧奨のための州のガイドラインに適合している．

指標 E.3.2
子宮頚癌のスクリーニング
診療所チームは子宮頚癌の早期発見のためのスクリーニング，サーベイランス，そして検査勧奨のための州のガイドラインに適合している．

指標 E.3.3
乳癌のスクリーニング
診療所チームは乳癌の早期発見のためのスクリーニング，サーベイランス，そして検査勧奨のための州のガイドラインに適合している．

サブカテゴリー E.4　ライフサイクルのマネージメント

指標 E.4.1
乳幼児ケア
診療所チームは州の乳幼児ケアのための最良の診療ガイドラインに適合している．

指標 E.4.2
思春期のケア
診療所チームは性の健康，予防接種，処方管理，児童相談所への紹介を含む，思春期ケアを支援するための最良の診療ガイドラインに適合している．

指標 E.4.3
妊産婦ケア
診療所チームは出生前スクリーニングおよび他のケア提供者への紹介を含む妊産婦ケアのための州の最良の診療ガイドラインに適合している．

指標 E.4.4
成人のケア
診療所チームは男性・女性双方のケアについて最良の診療ガイドラインに適合している．

指標 E.4.5
虚弱高齢者のケア
診療所チームはリスクの高い高齢患者の同定，認知機能の評価，ならびに薬剤評価を含む虚弱高齢者ケアのための最良の診療ガイドラインに適合している．

サブカテゴリー E.5　性の健康

指標 E.5.1
性の健康

性の健康ケアの提供には，HIV/AIDS と性感染症の検査やフォロー，そして家族計画が含まれる．

サブカテゴリー E.6　家庭内暴力

指標 E.6.1
家庭内暴力

診療所チームは家庭内暴力の被害者とされる患者に対し，ふだんからスクリーニング，マネジメント，フォローを行っている．

サブカテゴリー E.7　慢性疾患のマネジメント

指標 E.7.1
メンタルヘルス

精神障害を持つ者のケアに対する最良の診療ガイドラインは，定期的な薬剤の評価と，精神科医とその他のメンタルヘルス専門家との併診を含んでいる．

指標 E.7.2
糖尿病

糖尿病患者のスクリーニングとケアの計画は，糖尿病専門医とその他の医療従事者との併診と，患者の検査結果やその他のベンチマークを記載した定期的な診療録のアップデートを含んでいる．

指標 E.7.3
高血圧

臨床チームは高血圧患者に対し最良の診療ガイドラインを用いる．それは定期的な薬剤の評価も含む．

指標 E.7.4
冠動脈疾患の二次予防

医療チームは冠動脈疾患患者に対し最良の診療ガイドラインを用いる．それは定期的な薬剤の評価と毎年のケアのオーディットを含む．

指標 E.7.5
脳卒中，一過性脳虚血発作（TIA）

脳卒中，TIA の患者への最良の診療ガイドラインは，ケアマネジメントのシステム，定期的な薬剤の評価，毎年の患者の診療録のオーディットといった内容が含まれる．

指標 E.7.6
気管支喘息

気管支喘息患者への最良の診療ガイドラインは，ケアマネジメントのシステム，定期的な薬剤の評価，生活習慣改善のアドバイスといった内容が含まれる．

指標 E.7.7
COPD

COPD の患者へ推奨されるマネジメントは，専門医との併診，薬剤の評価，生活習慣改善のアドバイスといった内容が含まれる．

指標 E.7.8
甲状腺機能低下症

甲状腺機能低下症の患者への推奨されるマネジメントは，専門家との併診，定期的な薬剤の評価といった内容が含まれる．

指標 E.7.9
てんかん

てんかんの患者への推奨されるマネジメントは，専門家との併診，定期的な薬剤の評価，毎年の診療録のオーディットといった内容が含まれる．

指標 E.7.10
癌

癌の患者への最良の診療ガイドラインは専門家との併診，薬剤の評価，診断と現在の治療とアフターケアについて注意深く記録することが含まれる．

サブカテゴリー E.8　緩和ケア

指標 E.8.1
緩和ケア

緩和ケア患者への推奨されるマネジメントは，紹介や併診のシステムと，定期的な薬剤の評価といった内容が含まれる．

サブカテゴリー E.9　オープン指標

指標 E.9.1
オープン指標

この名称のついていない指標は，診療所チームが診療の上で重要，かつ関連がある他の臨床問題の指標に応用できるフレームワークとして適応，活用できるものである．

イントロダクション カテゴリー指標の要約

カテゴリーF 効率性（Efficient）

　このカテゴリーの指標を用いることで，不要な重複を減らし，時間のむだを省き，検査や結果報告が効率よく管理できるようにする．

カテゴリーFは1つのサブカテゴリーと1つの指標からなる．

サブカテゴリーF.1　効率的な情報管理
　指標 F.1.1
　患者の検査報告を効率的に管理するシステムがある．
　　診療所には患者の検査結果、結果報告を管理し、検査の重複を避け、予約を効率的に管理する確立された手順がある．

カテゴリー指標の要約

カテゴリー G　効果的な診療

　このカテゴリーの指標を用いて，統合ケアとケアの継続性を確実に提供できるようにする。このようなものには，患者の複雑なニーズに対するサービス提供，コミュニティケアとの統合，診療所外でのケアの提供が含まれる．

カテゴリー G は 3 つの指標を含む 2 つのサブカテゴリーからなる．

サブカテゴリー G.1　診療所におけるケアの継続性

指標 G.1.1
診療所チームはケアの継続性を担保する．
　診療所チームは、病院によるサービス、専門医、地域の各機関とのつながりを含めた、継続性、包括性、協調性をもった医学的ケアを提供している。患者は診療所チームのメンバーと継続的な関係を作る機会を持っている。

指標 G.1.2
診療所チームは、複雑なニーズの患者（受診頻度が高い患者、救急外来をよく受診する患者、しばしば重篤化する患者、多数のプロブレムをもつ患者）に対するケアの継続性を担保する．
　アラートシステムや時間外のケアの管理によって、複雑なニーズをもった患者に対し、継続性、包括性、協調性をもった医学的ケアを確実に提供する。

サブカテゴリー G.2　診療所外のケア

指標 G.2.1
診療所外のケアについて指針がある．
　診療所には、患者が自宅、病院、リハビリテーション施設、他の施設においてもケアが十分に行われるシステムがある．

イントロダクション　カテゴリー指標の要約

カテゴリー H　適切な診療所リソース（Appropriate Practice Resources）

このカテゴリーの指標は，人材管理，施設管理，職場安全，火災管理，そして診療改善とその計画を含んでいる．

カテゴリーHは4つのサブカテゴリーと11の指標からなる

サブカテゴリー H.1　人材管理

指標 H.1.1
診療所の臨床チームのすべてのメンバーは免許を持ち，資格を保有している．
> 臨床チームのメンバーは免許を持ち，資格を保有しており，その免許，認証，資格を維持・更新している．

指標 H.1.2
診療所に，人材管理の方針と手順がある．
> 診療所には，文書化された事業所の方針と，各職員が署名した雇用契約書を含めた人材管理の方針と手順がある．

指標 H.1.3
診療所メンバーはチームとして機能している．
> 診療所メンバーはチームとして機能し，定期的な診療会議が開催され記録されている．

指標 H.1.4
診療所チームのメンバーはワークライフバランスがとれている．
> 診療所チームのメンバーは，ワークライフバランスがとれている．パートタイムやフレックスタイム制が支援され，育児のニーズも勤務計画に組み込まれている．

サブカテゴリー H.2　設備

指標 H.2.1
診療所がバリアフリーである．
> 診療所は，移動能力に障害をもつ患者を含めた多くの患者にとってアクセスしやすい．

指標 H.2.2
待合室は患者とその家族に配慮された空間になっている．
> 待合室にはFTE医師ひとりあたり患者4人分の座席があり，また盲導犬や電動シニアカーに配慮されたスペースがある．

指標 H.2.3
診察室は患者の快適さとプライバシーが保たれている．
> 診察室は快適でありプライバシーが確保されている．会話は外部にもれないようになっている．

サブカテゴリー H.3　職場安全と防火管理体制

指標 H.3.1
診療所は職場安全に注力している．
> 職場安全保険局（WSIB）と労働安全衛生法（OHSA）に準拠している．

指標 H.3.2
火災リスクが最小化されている．
> 承認された避難計画や防火装備などの防火環境が整えられている．

サブカテゴリー H.4　診療所改善とその計画

指標 H.4.1
診療所チームは持続的な診療所の質改善(CQI)に積極的に取り組んでいる．
> 診療所チームが持続的な診療所の質改善（CQI）の文化を推進するように，指定された責任者がいる．

指標 H.4.2
診療所チームは改善とリスク管理のために策定された診療計画を有している．
> 診療所チームは，防災計画も含む，改善とリスク管理のための定期的で目的をもった計画を立てている．

カテゴリー指標の要約

Note

イントロダクション　用語解説

Audit（オーディット）
Audit は患者ケアのあらゆる局面に関する記録を，公式に，システマティックに調査する方法である．
Clinical Audit は，患者に提供される医学的ケアの改善の機会を見いだすことや，改善を実現するための仕組みを提供するために家庭医療の現場で実施されている．この家庭医療の質ツールブックでは，基準が達成されているかどうか評価するために，定期的な Audit を推奨する（年1回，年2回，1年おきなど）．そして Audit の結果を改善するための計画を立案すべきである．

Categories（カテゴリー）
8つのカテゴリーが存在する．
- カテゴリーA　患者中心性
- カテゴリーB　公平，公正性
- カテゴリーC　適時性と近接性
- カテゴリーD　安全性
- カテゴリーE　効果的な診療
- カテゴリーF　効率性
- カテゴリーG　統合ケアと継続性
- カテゴリーH　適切な診療所リソース

Community Care Access Centres (CCACs)
CCACs は様々なサービスへの簡素化された窓口を提供している．
患者がサービス受給に適しているかを決定するのが役割である．（消費者に代わって）最も質が高く適切な価格の，在宅や公的援助を受けた通所施設（publicly funded schools）で提供される訪問診療／訪問看護，ヘルパーなどのサービスを購入したり，適切な長期入所施設（老人ホームや高齢者向け住宅）の選定と入所の判定を行ったり，利用者へのサービスやケースマネジメントのプランニングをしたり，ボランティアサービスの地域サービスに関する情報提供や紹介を行ったりする．
Ontario Association of Community Care Access Centres. Main Page [Internet].
[cited 2010 Jul 21].
以下より入手可：http://oaccac.on.ca/

Consumer（消費者）
プライマリ・ケアを現在または将来受けうる全ての患者

Continuous Quality Improvement（CQI）
CQI はある特定の診療行為やサービスに関するデータを基準となるパフォーマンスと比較して集め，アウトカムに影響する Indicator（指標）を探り，その妥当性を評価し，ケアのプロセスと診療所管理における問題を探るプロセスである．日常業務の一環として，システム全体を絶え間なく改善し，現在入手可能な最善の知識に基づき行動するために継続的に努力し続けることが CQI の文化である．

Criteria（基準）
Criteria（基準）は Indicator（指標）を評価するための，測定可能なケアの要素である．基準は独立しており，限定的で測定可能で，明示的である．基準は私達が「それが存在するのかしないのか」を確実に述べることができるよう明快に定義されるべきである．これらの基準はニュージーランドの Aiming for Excellence[7] より引用され本書の著者により改良された．
基準には3種類ある．
- ⚖ ：Legal and safety　法で定められている，要求されている項目
- ★ ：Essential　ベスト・プラクティスに必要とされる項目
- ＊ ：Desirable　さらに質を高めるために望まれる項目
- [＊⚖ 指標は，これらの指標の特性と（指標が適正であると保証する）規則に基づくことを前提としている．基準や規則は認証を与える性質に基づいている]

Drugs（薬剤）
QBTではサブカテゴリーの表題である「Drugs」という表現は，医師が処方する薬剤，非処方薬［市販薬，生薬（ハーブ），ストリートドラッグ］すべてを含む．

Family Health Group（FHG）
出来高払いが強化されたモデル．3名以上の医師のグループが，登録された患者に対して包括的なプライマリ・ケアを提供する．日中の定期的なケア，時間外サービス，電話サービス（THAS; Telephone Health Advisory Service）を組み合わせて，24時間，365日運営されている．

Family Health Network（FHN）
人頭払いが融合したモデル．3名以上の医師のグループが日中の定期的なケア，時間外サービス，看護師による電話サービス（THAS; Telephone Health Advisory Service）を組み合わせて24時間，365日ケアを提供する．

Family Health Organization（FHO）
FHNと同様であるが，主要なサービスをより広範なパッケージにし，異なった支払いシステムを含んだものである．

Family Health Team（FHT）
FHTは患者に協調がとれた質の高いケアを提供するためにヘルスケアに関わる多職種で構成されるチームである．FHTは医師と，以下のようなケア提供者からなる．
・看護師，診療看護師（ナースプラクティショナー）
・栄養士
・精神保健福祉士
・社会福祉士
・薬剤師
・教育関係者
・専門医

FHTは以下の3種類から自身の管理形態を選ぶことができる．
・地域主導型グループ
・医療者主導型グループ
・その混合型

Ministry of Health & Long-Term Care（Ontario）. Family Health Teams [Internet]. 2002 [updated 2010 Jun 29; cited 2010 Jul 21]．以下より入手可：www.health.gov.on.ca/ transformation/fht/fht_mn.html

Family Practice（家庭医診療所）
Family Practiceは物理的なスペースと，その場所で家庭医療あるいはプライマリ・ケアを提供する人（ヘルスケア提供者と事務）により構成される．家庭医の診療所で働くメンバーには家庭医，診療看護師（ナースプラクティショナー），家庭医療看護師，登録された准看護師，社会福祉士，栄養士，薬剤師，専門医，教育者などが含まれる．事務部門には医事，診療所管理者や事務スタッフが含まれる．

イントロダクション　用語解説

Fee-For-Service（出来高払い）
各診察，あるいは提供したサービスに応じてOntalio Health InsurancePlan（OHIP）または患者に，医師や医療者から料金を請求するタイプの支払い方法．

Further Information（追加情報）
それぞれの指標は診療に大変役立つカナダ国内または国外のホームページへのリンク集を「追加情報」として付している．これらは見直され，出版の時点での最新のリンクになっている．よく引用されているのはCPSO，CMPA，OMA，OCFP，QIIP，*Canadian Family Physician*, *American Family Physician*, Chochrane Libraryである．

Guideline（ガイドライン）
ガイドラインは，特定の状況における適切なヘルスケアについての医療者と患者の意志決定の支援をするために，システマティックに開発された声明書（statement）である[5]．臨床現場におけるベスト・プラクティスのためのエビデンスに基づく推奨項目の要約である．

Indicators（指標）
診療指標はある特定の健康に関するストラクチャー，プロセス，アウトカムを評価する．これらの診療指標は，達成割合や平均値により表現され，質改善のための量的根拠を提供したり，精査を要するインシデントの早期発見のための見張り役にもなり得るだろう．診療指標により，ヘルスケアを構造やプロセス，アウトカムといった観点で評価することが可能となる．さらに，診療指標はほとんどの患者にとって切実だったり，疾患特異的であったり，ある特定の診断名のついた患者に対するケアの質を表現する一般的な基準である[6]．

QBTには2種類の指標がある．診療所管理指標と臨床指標である．これらの指標は既に提供されているケアの質を評価し，変化を生み出すために用いることができる．エビデンスやコンセンサスに裏打ちされた診療のパフォーマンスの要素を明らかにしている．診療所管理や疾患に分けて記載されており，8つのカテゴリーと34のサブカテゴリーに分類されている．

Outcome（アウトカム）
アウトカムは要因や活動に起因して発生しうるあらゆる結果を指す．

Patient（患者）
患者とは，診療所（家庭医，診療看護師，チームの他のメンバー）をプライマリ・ケアの提供者として認知している人を指す．患者は出来高払いシステムやFHG，FHN，FHO，FHTに登録されている．ケア提供者によっては"利用者（クライアント）"，と読んだ方が適切な場合もある．

Patient Satisfaction Questionnaire/Survey（患者満足度 アンケート / 調査）

ヘルスケアの多様な面に対する患者満足度を評価するために用いられる．QBT においては患者満足度調査を，診療所が提供するサービスの質に対するフィードバックや提案を得るために使用することを推奨する．
私たちは定期的な実施を推奨する．（年１回，年２回，変化が必要なとき…など）

Plan, Do, Study, Act (PDSA)

CQI を適用するための方法論として多くのモデルが利用できる．家庭医療の現場においてもっともよく用いられる手法の一つが PDSA（Plan-Do-Study-Act）サイクルである．変化を試すための計画（Plan），試験を実施（Do），結果を詳細に観察し学ぶ（Study），どのような改善が望ましいのかを決定する（Act）といったプロセスを PDSA サイクルが可能にする．
Institute for Healthcare Improvement. Plan- Do-Study-Act（PDSA）Worksheet（IHI Tool）[Internet]. [cited 2010 Jul 21]. 以下より入手可：www.ihi.org/IHI/Topics/Improvement/ ImprovementMethods/Tools/Plan-Do-Study- Act+（PDSA）+Worksheet.htm

Sub-Category（サブカテゴリー）

QBT はカテゴリーをさらに詳細に定義づけるためにサブカテゴリーを有している．
サブカテゴリーは類似の指標をグループ化したものである．

Team（チーム）

チームとは共通のプロジェクト，サービス，ゴールへ向かって共に働き，機能を網目のように張り巡らせ，相互にサポートしあう，多様な能力と異なったタスクをもつ人々の集まりである．QBT においては「Clinical Team（臨床チーム）」「Practice（診療所）」「Practice Team（診療所チーム）」と言った表現も用いている．

- 臨床チーム ： 診療所内で患者ケアを提供する全てのヘルスケアの専門家を指す．
- 診療所チーム ： 診療所内で患者ケアを提供する全てのヘルスケアの専門家に事務職を加えたものを指す．「診療所チームは説明できる」という表現は診療所のメンバー全員がある基準に示されたポリシーやプロセスについて熟知し，述べることができることを意味する．

The Practice（診療所）

家庭医の診療所の建物または診療所チーム，または家庭医療の一環で行われた全ての活動を指す．

The Practice Management（診療所管理／診療所管理者）

診療所の質を維持していくための責任を負ったリーダーシップを指す．
診療所管理者は文書化された規程や報告書を作成する責任も負う。

Urgent Care（準救急ケア）

救急ではないが、重大な健康問題の悪化を避けるために、適切な時間内に評価と治療を受ける必要のある重症または苦痛を伴う病状に対するケアを準救急ケアと呼ぶ。

イントロダクション 略語解説

AAFP	American Academy of Family Physicians	HIV	Human Immunodeficiency Virus
ACE	Angiotensin-Converting-Enzyme	HPV	Human Papilloma Virus
AIDS	Acquired Immune Deficiency Syndrome	ICSI	Institute for Clinical Systems Improvement
BC	British Columbia	IHI	Institute for Healthcare Improvement
BCLS	Basic Cardiac Life Support	INR	International Normalized Ratio
BMI	Body Mass Index	IOM	Institute of Medicine
BMA	British Medical Association	IUD	Intra-Uterine Device
BMJ	British Medical Journal	IT	Information Technology
BP	Blood Pressure	JAMA	Journal of the American Medical Association
CCAC	Community Care Access Centre	LDL	Low Density Lipoprotein
CCO	Cancer Care Ontario	MOHLTC	Ministry of Health & Long-Term Care
CD	Compact Disc	MRI	Magnetic Resonance Imaging
CDO	College of Dietitians of Ontario	NP	Nurse Practitioner
CFP	Canadian Family Physician	OCFP	Ontario College of Family Physicians
CFPC	College of Family Physicians of Canada	OCP	Ontario College of Pharmacists
CFSA	Child and Family Services Act	OFM	Office of the Fire Marshall
CHD	Coronary Heart Disease	OHIP	Ontario Health Insurance Plan
CMA	Canadian Medical Association	OHQC	Ontario Health Quality Council
CMAJ	Canadian Medical Association Journal	OHSA	Occupational Health and Safety Act
CMPA	Canadian Medical Protective Association	OMA	Ontario Medical Association
CNA	Canadian Nurses Association	OCSWSSW	Ontario College of Social Workers and Social Service Workers
CNO	College of Nurses of Ontario	PCN	Primary Care Network
CNPS	Canadian Nurses Protective Society	PDSA	Plan-Do-Study-Act
CO	Carbon Monoxide	PHAC	Public Health Agency of Canada
COPD	Chronic Obstructive Pulmonary Disease	QA	Quality Assurance
CPD	Continuous Professional Development	QCIPA	Quality of Care Information Protection Act
CPhA	Canadian Pharmacists Association	QIIP	Quality Improvement & Innovation Partnership
CPP	Cumulative Patient Profile	RACGP	Royal Australian College of General Practitioners
CPR	Cardio Pulmonary Resuscitation	RN	Registered Nurse
CPSO	College of Physicians & Surgeons of Ontario	RNZCGP	Royal New Zealand College of General Practitioners
CQI	Continuous Quality Improvement	SARS	Severe Acute Respiratory Syndrome
CT	Computed Tomography	SOGC	Society of Obstetricians and Gynaecologists of Canada
DNR	Do Not Resuscitate	THAS	Telephone Health Advisory Service
EBM	(McMaster) Espresso Book Maker	TIA	Transient Ischemic Attack
EMR	Electronic Medical Records	TB	Tuberculosis
EPA	European Practice Assessment	USA	United States of America
ESAS	Edmonton Symptom Assessment System	UK	United Kingdom
FHG	Family Health Group	WHMIS	Workplace Hazardous Materials Information System
FHN	Family Health Network	WHO	World Health Organization
FHO	Family Health Organization	WSIB	Workplace Safety and Insurance Board
FHT	Family Health Team		
FOBT	Fecal Occult Blood Test		
FTE	Full-Time Equivalent		
HbA1C	Haemoglobin A1C		
HDL	High Density Lipoprotein		
HIPA	Health Information Protection Act		

Quality Book of Tools

Note

イントロダクション　参考文献

1. Institute of Medicine. Crossing the Quality Chasm: Establishing Aims for the 21st-century Health Care System [monograph online]. Washington (DC): National Academy Press; 2001 [cited 2010 Jul 21].
Available from: **www.nap.edu/openbook.php?isbn=0309072808**.

2. Ontario Health Quality Council. Reporting Framework: The Attributes of a High Performing Health System [Internet]. 2008 [cited 2010 May 11] Available from: **www.ohqc.ca/pdfs/ohqc_attributes_handout_-_english.pdf**.

3. Berwick DM. A Primer on Leading the Improvement of Systems. BMJ. 1996;312:619-622.

4. Institute for Healthcare Improvement. The Breakthrough Series: IHI's Collaborative Model for Achieving Breakthrough Improvement. Diabetes Spectrum. 2004;17(2):97-101.

5. Field MJ, Lohr KN, editor. Clinical Practice Guidelines: Directions for a New Program. Institute of Medicine. Washington (DC): National Academy Press, 1990.

6. Mainz J. Defining and classifying clinical indicators for quality improvement International Journal for Quality in Health Care. 2003;15:523-530.

7. Royal New Zealand College of General Practitioners. Aiming for Excellence – An Assessment Tool for New Zealand General Practice. 3rd ed [monograph online]. New Zealand: Royal New Zealand College of General Practitioners (RNZCGP); 2009 [cited 2010 Jul 21].
以下より入手可：**www.rnzcgp.org.nz/assets/Uploads/qualityprac/Aiming-for-Excellence-2009-including-record-review.pdf**

Note

カテゴリー A 患者中心性（Patient-Centered）

Note

患者中心性（Patient-Centered） カテゴリーA

カテゴリーA　患者中心性（Patient-Centered）

　このカテゴリーの指標は診療と患者に関する問題が含まれる．診療の問題についてはプライバシーと守秘義務，案内文書と法的契約，必要な報告，そして限界・境界領域の問題（Boundary issues）が含まれる．患者に関する問題についてはフィードバックと意見表明，情報提供に基づく決断と自己管理，そして教育リソースの提供が含まれている．

　The Institute of Medicine（米国医学研究所）は患者中心のケアを以下のように定義している．
「個別の患者の選好やニーズ，価値観を尊重し，それに対応していくケアを提供しながら，患者の価値観が全ての臨床決断を導いていくことを担保する」

　The Ontario Health Quality Council は「医療従事者は個人のニーズと選好を尊重しながらサービスを提供すべきである」と述べている．

カテゴリーAは7つのサブカテゴリーと8つの指標からなる

サブカテゴリー A.1　プライバシーと守秘義務

指標 A.1.1
診療所チームが法律に従って患者情報のプライバシー保護を遵守している．

　　患者プライバシーを維持するために勧められるステップとしては，文書化された指針の起草，スタッフのトレーニング，文書を第三者に開示する際の患者同意の取得，そして，患者記録の保護がある．

サブカテゴリー A.2　運営方針文書と法律上の契約書

指標 A.2.1
診療所チームは，患者のニーズや権利を尊重している取り組みを実践している

　　チーム・メンバーは，包括的なケアや患者の権利へ尽力し，医療サービス，法的義務，契約要件（医療保険）について深く理解している

サブカテゴリー A.3　報告義務

指標 A.3.1
法律に則って義務的な報告が行われる

　　臨床チームのメンバーは，取り締まり規則に精通しており，報告された事例を記録している

サブカテゴリー A.4　限界・境界領域の取り扱い

指標 A.4.1
臨床チームのすべてのメンバーは，限界・境界領域の問題の取り扱いにおけるプロフェッショナルとしての規範について，トレーニングをうけている

　　臨床チームのメンバーは，管理局＊の限界と境界領域の方針をよく知っている
　　診療所の管理者は，利益相反を認識し，明示する方法を知っている

サブカテゴリー A.5　患者からのフィードバックや提案を積極的に取り入れる

指標 A.5.1
診療所チームは患者からのフィードバックや提案を積極的に取り入れる

　　患者は質問紙，院内委員会あるいは投書箱を通じて改善を提案できる．診療所は患者のフィードバックを記録し，チームメンバーに伝えている

指標 A.5.2
診療所チームは，患者が苦情を言う権利を尊重している

　　診療所は文書化された苦情対応に関する方針を持っており，全ての苦情とそれらの解決方法を記録している

サブカテゴリー A.6　十分な情報提供と意思決定

指標 A.6.1
患者は自分自身のケアを決定するために十分な情報を提供されている

　　患者は十分な情報とその情報に基づく意思決定のサポートを受け，インフォームド・コンセントを医療者に提示する．また，その適切な書式が提供される

サブカテゴリー A.7　患者向けの教材

指標 A.7.1
臨床チームは健康増進，予防，および疾患管理に関して，教育的な情報を提供している

　　患者は，教材，コミュニティーへの紹介，文書やオンラインでの資料，および利用可能な公共の健康プログラムについての情報を受け取ることができる．

＊注：管理局；日本では厚生局／厚生労働省

カテゴリー A 患者中心性（Patient-Centered）

サブカテゴリー A.1　プライバシーと守秘義務

指標 A.1.1　　診療所チームが法律に従って患者情報のプライバシー保護を遵守している．

基準 A.1.1.1　　診療所チームは法律に従って患者情報のプライバシーを守るためのトレーニングを受けている．

基準 A.1.1.2　　プライバシー問題をモニターする責任を持つ担当者が指定されている．

基準 A.1.1.3　　診療所チームはプライバシーポリシーに関する文書化された指針を持っている．

基準 A.1.1.4　　個人情報の公開と第三者への診療録の提供に関して患者の同意を取得し記録している．

基準 A.1.1.5　　診療所チームは診療録が保護されていることを確認するための適切なステップをとっている．

基準 A.1.1.6　　診療所チームは，診療情報に関しプライバシーと守秘義務に関する適切な通知・案内を作成・維持し，患者に対して情報提供している．

基準 A.1.1.7　　診療所チームは患者の個人情報を法律に則って収集し蓄積する．

基準 A.1.1.8　　診療所チームは第三者に対して公開される個人の健康情報を保護するための適切なステップをとっている．

患者中心性（Patient-Centered） カテゴリーA

サブカテゴリー A.1　プライバシーと守秘義務

指標 A.1.1
診療所チームが法律に従って患者情報のプライバシー保護を遵守している．

患者プライバシーを維持するために勧められるステップとしては，文書化された指針の起草，スタッフのトレーニング，文書を第三者に開示する際の患者同意の取得，そして，患者記録の保護がある．

基準 A.1.1.1　診療所チームは法律に従って患者情報のプライバシーを守るためのトレーニングを受けている．
解説・解釈
- 診療所の管理者は以下のものを作成できる．
  - 診療所のすべてのメンバーのトレーニングの記録
  - 署名された守秘義務契約書の記録

基準 A.1.1.2　プライバシー問題をモニターする責任を持つ担当者が指定されている．
解説・解釈
- 管理者とスタッフは指定された担当者を把握できる．

基準 A.1.1.3　診療所チームはプライバシーポリシーに関する文書化された指針を持っている．
解説・解釈
- 診療所の管理者は全ての患者が目にすることができる文書化された指針を作成し，その中には以下の項目が含まれる．
  - 診療所が情報のプライバシーを確保する方策
  - 担当責任者の氏名
  - アクセス，訂正，質問，クレームを伝えるための手順
- 診療所の管理者は以下を実施するための方策を示すことができる．
  - 個人の健康情報の公開が規定文書の範囲を超えて行われた際にそれを発見する．
  - 情報公開の要求に関して影響を受ける患者へ通知する．
  - 情報公開の記録については，患者の個人健康記録の中に，或いは関連させる形で残す．
  - 個人情報については保持し廃棄する．

基準 A.1.1.4　個人情報の公開と第三者への診療録の提供に関して患者の同意を取得し記録している．
解説・解釈
- 診療所の管理者は無作為の診療録のオーディットを行い，同意文書が完成しており，診療録の中にそのプロセスが記録されていることを示す結果を提供することができる．

基準 A.1.1.5　診療所チームは診療録が保護されていることを確認するための適切なステップをとっている．
解説・解釈
- 診療所の管理者は，窃盗・紛失，そして，非合法のアクセス・コピー・修正・利用・公開・保持・廃棄から診療録を守るためのシステムを示すことができる．
- 診療所の管理者は，患者記録が保護されていることを確認するために年2回のオーディットの結果を示すことができる．

基準 A.1.1.6　診療所チームは，診療情報に関しプライバシーと守秘義務に関する適切な通知・案内を作成・維持し，患者に対して情報提供している．
解説・解釈
- 診療所において情報のプライバシーと守秘義務に関する適切な対応を確立し維持していることを

カテゴリー A　患者中心性（Patient-Centered）

サブカテゴリー A.1　プライバシーと守秘義務

示す指針を表示する．

基準 A.1.1.7 ⚖　診療所チームは患者の個人情報を法律に従って収集し蓄積する．

解説・解釈
- 診療所の管理者は，各医療専門家やスタッフメンバーの患者健康情報に対するアクセスレベルを設定し，そのリストを作成することができる．
- 管理者はどのようにして健康情報が収集され蓄積されているかを，情報を要求する個人や機関に対して説明することができる．（規制，複製，制限なども含む）
- 管理者は情報公開と収集の実績に関して，毎年のオーディットの結果を作成することができる．

基準 A.1.1.8 ⚖　診療所チームは第三者に対して公開される個人の健康情報を保護するための適切なステップをとっている．

解説・解釈
- 第三者に公開される健康情報を保護するための適切なステップがとられている．
- 事務スタッフは外部の機関，あるいは留守番電話に残したメッセージの中に，患者個人の健康情報が含まれていないかどうか確認している．

⚖ :	法で定められている，要求されている項目（カナダ）
★ :	ベスト・プラクティスに必要とされる項目
＊ :	さらに質を高めるために望まれる項目

患者中心性（Patient-Centered） カテゴリー A

サブカテゴリー A.1　プライバシーと守秘義務

追加情報（最新のリンクは http://quality.resources.machealth.ca で確認を）

- Ministry of Health & Long-Term Care (Ontario). Health Information Protection Act, 2004
  ［インターネット］2014.8.20. 確認.
  下記から入手可能
  http://health.gov.on.ca/en/common/legislation/priv_legislation/default.aspx

- College of Physicians & Surgeons of Ontario. Medical Records　［インターネット］2014.9.26. 確認　g.
  下記から入手可能
  www.cpso.on.ca/policies/policies/default.aspx?id=1686

- College of Physicians & Surgeons of Ontario. Developments in Medical Record Keeping.Practice Partner
  ［インターネット］2014.9.26. 確認.
  下記から入手可能
  http://www.cpso.on.ca/CPSO/media/uploadedfiles/policies/policies/policyitems/medical_records.pdf?ext=.pdf　P32-33

- College of Physicians & Surgeons of Ontario. Confidentiality of Personal Health Information
  ［インターネット］2014.9.26. 確認.
  下記から入手可能
  www.cpso.on.ca/uploadedFiles/policies/policies/policyitems/Confidentiality.pdf

- College of Dietitians of Ontario. Practice Standards & Resources　［インターネット］2014.9.26. 確認.
  下記から入手可能
  www.cdo.on.ca/en/resources/practice.asp#record

- College of Nurses of Ontario. Privacy, confidentiality and your nursing practice　［インターネット］2014.9.26. 確認
  下記から入手可能
  www.cno.org/Global/docs/prac/41069_privacy.pdf

- Canadian Pharmacists Association. Pharmacist's Personal Information Privacy Code
  ［インターネット］2014.9.26. 確認.
  下記から入手可能
  www.pharmacists.ca/cpha-ca/assets/File/PrivacyCode-2005_ENG.pdf

- Ontario College of Social Workers and Social Service Workers. Code of Ethics and Standards of Practice Handbook. 2nd ed. Ontario College of Social Workers and Social Service Workers; 2008. Principle V: Confidentiality; p.23-27.［インターネット］2014.9.26. 確認.
  下記から入手可能
  www.ocswssw.org/docs/codeofethicsstandardsofpractice.pdf

- McCarrey M. Tools to Protect Patient Information – CMA and Practice Solutions offer a variety of tools to aid physicians. Future Practice ［インターネット］2014.9.26.
  リンク切れ：
  www.cma.ca/multimedia/CMA/Content_Images/Inside_cma/Future_Practice/English/2006/November/tools_to_prevent.pdf

カテゴリー A　患者中心性 (Patient-Centered)

サブカテゴリー A.2　運営方針文書と法律上の契約書

指標 A.2.1　　　診療所チームは，患者のニーズや権利を尊重している取り組みを実践している．

基準 A.2.1.1　★　診療所チームは私たちがどのように患者へ医療サービスを提供するのか述べる事ができる．

基準 A.2.1.2　⚖　診療所チームは患者の権利を尊重する．

基準 A.2.1.3　⚖　臨床チームは所属州自治体の法的な必要事項をよく理解している．

追加情報（最新のリンクは http://quality.resources.machealth.ca で確認を）

- Canadian Medical Association. Code of Ethics ［インターネット］2014.8.28. 確認．
  下記から入手可能
  https://www.cma.ca/En/Pages/code-of-ethics.aspx

- Canadian Nurses Association. Code of Ethics for Registered Nurses - 2008 Centennial Edition ［インターネット］2014.8.28. 確認．
  下記から入手可能
  http://www.cna-aiic.ca/~/media/cna/files/en/codeofethics.pdf

- Ministry of Health & Long-Term Care (Ontario). Ontario Health Insurance Plan - Questions and Answers ［インターネット］2014.8.28. 確認．
  下記から入手可能
  http://www.health.gov.on.ca/en/public/programs/ohip/ohipfaq_mn.aspx

- College of Physicians & Surgeons of Ontario. A Practical Guide for Safe and Effective Office-Based Practices ［インターネット］2014.8.28. 確認．
  下記から入手可能
  http://www.cpso.on.ca/uploadedFiles/policies/guidelines/office/Safe-Practices.pdf

- Ministry of Health & Long-Term Care (Ontario). Family Health Teams - Advancing Primary Health Care: Guide to Patient Enrolment ［インターネット］2014.8.28. 確認．
  下記から入手可能
  http://www.health.gov.on.ca/en/pro/programs/fht/docs/fht_enrolment.pdf

患者中心性（Patient-Centered） カテゴリーA

サブカテゴリー A.2　運営方針文書と法律上の契約書

指標 A.2.1
診療所チームは，患者のニーズや権利を尊重している取り組みを明らかにする．

チーム・メンバーは，包括的なケアや患者の権利へ尽力し，医療サービス，法的義務，契約要件（医療保険）について深く理解している．

基準 A.2.1.1　★　診療所チームは私たちがどのように患者へ医療サービスを提供するのか述べる事ができる．
解説・解釈
- 診療所の管理者は以下を提供すること．
  - 開院時間，時間外の対応，提供サービスの種類などについて記載された（紙媒体の）情報（なお新患にはこの情報は常に提供される）．
  - 要望に応じて，英語以外の言語や，紙以外の媒体でサービス情報が提供される．
- 診療所の情報は，患者が読める場所に表示される．
- 医療サービスの情報は，定期的に見直され，改変される．
- 保険診療，保険外診療の医療サービスの支払いについての案内や指針が明確に掲示されている．

基準 A.2.1.2　診療所チームは患者の権利を尊重する．
解説・解釈
- 検査や診察時に第三者がいることを望む患者の権利を尊重し，それを説明する．
- 患者が第三者を伴って診療に来た際は，検査や診察への同席を認めることを保証する．
- 診療所の管理者は以下を提供すること．
  - 身体診察時，衣服を脱ぐ際のプライバシーの保護と適切な覆い布．
  - 検査や診察時に介助する女性スタッフ．
- 診察室は，第三者が同席できるだけの適切な広さ，設備がある．

基準 A.2.1.3　臨床チームは所属州自治体の法的な必要事項をよく理解している．
解説・解釈
- 診療所の管理者は，州自治体がその働きを定めた"家庭医診療所モデル"の契約に準じ，診療所チームは契約義務をどのように患者へ伝えるかも示している．
患者は名簿に載ることに同意している，あるいは同意したことがあるかについて，そして契約義務について知るべきである．これらのモデルには，出来高払い，Health Service Organization＊1，Family Health Team, Primary Care Network＊2, Family Health Network, Family Health Organization, Family Health Group, Community Health Centre＊3, Community Service Contract＊4 and Northern Group Funding Plan＊5（用語解説参照）が含まれる．

カテゴリー A　患者中心性（Patient-Centered）

*1注：Health Service Organization；公共の医療サービス機関の総称．
*2注：Primary Care Network；家庭医療を担うスタッフと，癌専門システムの連携．カナダ／オンタリオでは特に癌患者のケアについて家庭医，家庭医療看護師の役割を重視している．
*3注：Community Health Centre；健康増進と疾病予防を組み合わせたプライマリ・ケアサービスを提供する機関．日本でいう保健師の活動を担っている．
*4注：Community Service Contract；1996年にカナダで制定された地域サービスについての利用契約．2004年にRural and Northern Group Physician Agreements（RNPGA 2004）へ改訂されている．
*5注：Northern Group Funding Plan；1998年にカナダで制定された家庭医の仕事内容や給与体系を示したもの．詳細は下記より
https://www.srpc.ca/PDF/northern-group.pdf
2004年にRural and Northern Group Physician Agreements（RNPGA2004）へ改訂されている．

患者中心性（Patient-Centered） カテゴリー A

Note

カテゴリー A　患者中心性（Patient-Centered）

サブカテゴリー A.3　報告義務

指標 A.3.1　　　　法律に則って義務的な報告が行われる．

基準 A.3.1.1　⚖　臨床チームは報告義務のトレーニングを受けている．

> ⚖：　法で定められている，要求されている項目（カナダ）
> ★：　ベスト・プラクティスに必要とされる項目
> ＊：　さらに質を高めるために望まれる項目

患者中心性（Patient-Centered） カテゴリーA

サブカテゴリー A.3　報告義務

指標 A.3.1
法律に則って義務的な報告が行われる．

臨床チームのメンバーは，取り締まり規則に精通しており，報告された事例を記録している．

基準 A.3.1.1　　臨床チームは報告義務のトレーニングを受けている．
　　　解説・解釈
　　　・診療所の管理者は以下を作成すること．
　　　　➢ 臨床チームのメンバーが，各部門における報告義務における取り締まり規則について読んだかどうかの記録．
　　　　➢ 今まで報告された事例の記録．

追加情報（最新のリンクは http://quality.resources.machealth.ca で確認を）

- College of Physicians & Surgeons of Ontario. Mandatory Reporting［インターネット］2014.8.29. 確認．
下記から入手可能
www.cpso.on.ca/uploadedFiles/policies/policies/policyitems/mandatoryreporting.pdf

- Ontario College of Social Workers and Social Service Workers. Mandatory Reports
［インターネット］2014.8.29. 確認．
下記から入手可能
www.ocswssw.org/en/cd_mandatory_reports.htm

カテゴリー A　患者中心性（Patient-Centered）

サブカテゴリー A.4　限界・境界領域の取り扱い

指標 A.4.1　　臨床チームのすべてのメンバーは，限界・境界領域の問題の取り扱いにおけるプロフェッショナルとしての規範について，トレーニングをうけている．

基準 A.4.1.1　★　臨床チームは限界と境界領域の問題が，患者 – 医療者関係に内在していることをよく理解している．

基準 A.4.1.2　★　患者の最大の関心事こそ，患者ケアの基本である．この関心事は，臨床チームのメンバーの経済的利害や他の利害関係に関して対立してはならない．

追加情報（最新のリンクは http://quality.resources.machealth.ca で確認を）

- College of Physicians & Surgeons of Ontario. Maintaining Boundaries with Patients. Members' Dialogue ［インターネット］2014.10.30. 確認.
  下記から入手可能
  http://www.cpso.on.ca/CPSO/media/uploadedfiles/policies/policies/policyitems/sexual_abuse_boundaries.pdf?ext=.pdf

- Canadian Medical Association. Code of Ethics ［インターネット］2014.8.29. 確認.
  下記から入手可能
  https://www.cma.ca/En/Pages/code-of-ethics.aspx

- College of Physicians & Surgeons of Ontario. Treating Self and Family Members ［インターネット］2014.8.29. 確認.
  下記から入手可能
  www.cpso.on.ca/uploadedFiles/policies/policies/policyitems/treating_self.pdf

- College of Registered Nurses of British Columbia. Practice Standard for Registered Nurses and Nurse Practitioners ［Internet］2014.10.30. 確認. 下記から入手可能
  https://crnbc.ca/Standards/Lists/StandardResources/128ProfessionalStandards.pdf

- World Health Organization. International Code on Marketing of Breastmilk Substitutes ［インターネット］2014.8.29. 確認.
  下記から入手可能
  www.who.int/nutrition/publications/code_english.pdf

患者中心性（Patient-Centered） カテゴリーA

サブカテゴリー A.4　限界・境界領域の取り扱い

指標 A.4.1

臨床チームのすべてのメンバーは，限界・境界領域の問題の取り扱いにおけるプロフェッショナルとしての規範について，トレーニングをうけている．

臨床チームのメンバーは，管理局＊の限界・境界領域に関する方針をよく知っている．

診療所の管理者は，利益相反の問題を認識し明示する方法を知っている．

基準 A.4.1.1　★　臨床チームのメンバーは，限界と境界領域の問題が，患者－医療者関係に内在していることをよく理解している．

　解説・解釈
- 診療所メンバーが，管理局＊の限界・境界領域に関する方針を読んだ記録がある
- 臨床チームは，自身や家族の治療の限界に関する限界・境界領域を尊重している（CMA Code of Ethics 参照）

基準 A.4.1.2　★　患者の最大の関心事こそ，患者ケアの基本である．この関心事は，臨床チームのメンバーの経済的利害や他の利害関係と対立してはならない．

　解説・解釈
- 診療所の管理者は以下について述べなくてはならない
  - 利益相反（CMA Code of Ethics 参照）は認識され，明らかにされる
  - あらゆる経済的な利益相反（研究，利益，製薬会社，化学企業）は認識され，明らかにされる

＊注：自施設の管理局；日本では厚生局／厚生労働省

カテゴリー A 患者中心性（Patient-Centered）

サブカテゴリー A.5　患者からのフィードバックや提案を積極的に取り入れる

指標 A.5.1　　　診療所チームは患者からのフィードバックや提案を積極的に取り入れる．

基準 A.5.1.1　＊　診療所チームが患者からのフィードバックや提案を積極的に取り入れる．

基準 A.5.1.2　＊　診療所チームは毎年，患者満足度の質問紙調査を実施している．

基準 A.5.1.3　＊　フィードバックや提案に基づく改変や改善が診療の質改善プロセスに組み込まれている．

患者中心性（Patient-Centered） カテゴリーA

サブカテゴリー A.5 　患者からのフィードバックや提案を積極的に取り入れる

指標 A.5.1
診療所チームは患者からのフィードバックや提案を積極的に取り入れる．

患者は質問紙，院内委員会あるいは投書箱を通じて改善を提案できる．診療所は患者のフィードバックを記録し，チームメンバーに伝えている．

基準 A.5.1.1　＊　診療所チームが患者からのフィードバックや提案を積極的に取り入れる．
　　解説・解釈
　　・患者がフィードバックや提案を提供するために，適切な仕組みが存在する．例えば，投書箱，患者の院内委員会への参加，アンケート調査など．

基準 A.5.1.2　＊　診療所チームは毎年，患者満足度の質問紙調査を実施している．
　　解説・解釈
　　・診療所の管理者は過去1年以内に実施された患者満足度の質問紙調査の結果を提出することができる．

基準 A.5.1.3　＊　フィードバックや提案に基づく改変や改善が診療の質改善プロセスに組み込まれている．
　　解説・解釈
　　・診療所の管理者は以下について説明できる
　　　➢ 患者のフィードバックがどのように診療所チームに伝えられているか
　　　➢ 提案，フィードバック，コミュニケーションおよびシステム改善の全てにおいて，診療所の管理者がどのように文書に残しているか

追加情報（最新のリンクは http://quality.resources.machealth.ca で確認を）

- Salisbury C, Burgess A, Lattimer V, Heaney D, Walker J, Turnbull J, Smith H. Developing a standard short questionnaire for the assessment of patient satisfaction with out-of-hours primary care. Family Practice ［インターネット］2014.10.30 確認．
　下記から入手可能
　http://fampra.oxfordjournals.org/cgi/content/full/22/5/560 (DOI:10.1093/fampra/cmi050)　　22(5):560-569.

- Ipsos MORI. The GP Patient Survey ［インターネット］2014.10.30 確認．下記から入手可能
　www.gp-patient.co.uk

- Client Focused Evaluation Programme. CFEP UK Surveys ［インターネット］2014.10.30 確認．
　下記から入手可能
　http://www.cfepsurveys.com.au/about-cfep/

- College of Physicians & Surgeons of Alberta. Physicians Achievement Review Survey Instruments ［インターネット］2014.10.30 確認．下記から入手不可
　リンク切れ

- Grogan S, Conner M, Norman P, Willits D, Porter I. Validation of a questionnaire measuring patient satisfaction with general practitioner services. Qual Health Care ［インターネット］2014.10.30 確認．
　下記から入手可能
　http://qhc.bmjjournals.com/cgi/content/full/9/4/210 (DOI:10.1136/qhc.9.4.210)　　9:210-215.

カテゴリーA　患者中心性（Patient-Centered）

サブカテゴリー A.5　患者からのフィードバックや提案を積極的に取り入れる

指標 A.5.2　　　診療所チームは，患者が苦情を言う権利を尊重している．

基準 A.5.2.1　★　診療所チームは文書化された苦情対応に関する方針を持っている．

基準 A.5.2.2　★　診療所チームに指定された苦情対応の担当者がいる．

基準 A.5.2.3　＊　苦情とその解決方法が診療の質改善プロセスに組み込まれている．

患者中心性（Patient-Centered） カテゴリー A

サブカテゴリー A.5　患者からのフィードバックや提案を積極的に取り入れる

指標 A.5.2
診療所チームは，患者が苦情を言う権利を尊重している．

診療所は文書化された苦情対応に関する方針を持っており，全ての苦情とそれらの解決方法を記録している．

基準 A.5.2.1 ★　診療所チームは文書化された苦情対応に関する方針を持っている．

解説・解釈
- 診療所管理者は以下を提供できる
  - 苦情対応に関する方針
  - 診療所メンバーが苦情対応の方針に関するトレーニングを終えているという記録
- 管理者は，現在進行形あるいは未解決な公式の苦情または訴訟，および以前に診療所あるいは専門家の親切な対応でも解決しなかった重要な苦情または訴訟について説明できる．

基準 A.5.2.2 ★　診療所チームに指定された苦情対応の担当者がいる．

解説・解釈
- 管理者やスタッフは苦情対応の担当者が誰であるかわかっている．

基準 A.5.2.3 ＊　苦情とその解決方法が診療の質改善プロセスに組み込まれている．

解説・解釈
- 診療所管理者は，全ての苦情とその解決方法，および公式の苦情の解決方法がどのように患者に情報提供されたかということを含むシステムの改善，及びこれらについての記録を作成することができる

追加情報（最新のリンクは http://quality.resources.machealth.ca で確認を）

- College of Physicians & Surgeons of Ontario. The Complaints Process ［インターネット］2014.10.3. 確認．下記から入手可能
www.cpso.on.ca/policies/complaints/default.aspx?id=1772

- College of Nurses of Ontario. Addressing Complaints at the College of Nurses of Ontario ［インターネット］2014.10.3. 確認．下記から入手可能
www.cno.org/Global/docs/ih/42017_ResolvingComplaints.pdf

- Ontario College of Social Workers and Social Service Workers. Complaints ［インターネット］2014.10.3. 確認．下記から入手可能
www.ocswssw.org/en/cd_complaints.htm

- Ontario College of Pharmacists. The Complaints Process Unveiled ［インターネット］2014.10.3. 確認．下記から入手可能
http://www.ocpinfo.com/protecting-the-public/complaints-reports/file-complaint/complaints-process/

- College of Registered Dietitians. The Jurisprudence Handbook for Dietitians in Ontario ［インターネット］2014.10.3. 確認．下記から入手可能
http://www.collegeofdietitians.org/Resources/Document-Type/Jurisprudence-HandbookUpdated2014.aspx

- Pietroni PC, De Uray-Ura S. Informal complaints procedure in general practice: first year's experience. BMJ ［インターネット］2014.10.3. 確認．下記から入手可能
http://bmj.bmjjournals.com/cgi/content/full/308/6943/1546　308:1546-1549.

カテゴリー A　患者中心性（Patient-Centered）

サブカテゴリー A.6　十分な情報提供と意思決定

指標 A.6.1　　患者は自分自身のケアを決定するために十分な情報を提供されている．

基準 A.6.1.1　⚖　診療所のチームメンバーは，CMA＊［略語集（38 ページ）参照］の倫理規定（コミュニケーション，意思決定および同意）について訓練を受けている．

基準 A.6.1.2　⚖　必要時に明確なインフォームド・コンセントが得られる．

基準 A.6.1.3　＊　診療所チームは事前指示書（advanced directives）＊をカルテ上に記録している．

追加情報（最新のリンクは http://quality.resources.machealth.ca で確認を）

- Canadian Medical Association. Code of Ethics ［インターネット］2014.10.30 確認.
  下記から入手不可
  https://www.cma.ca/En/Pages/code-of-ethics.aspx

- Health Care Consent Act, 1996, S.O. 1996, c.2 Sched.A. ［ファイルダウンロード］2014.10.30 確認.
  下記から入手可能
  http://www.e-laws.gov.on.ca/html/statutes/english/elaws_statutes_96h02_e.htm

- College of Physicians & Surgeons of Ontario. Decision-Making for the End of Life
  ［インターネット］2014.10.30 確認.
  下記から入手可能
  http://www.cpso.on.ca/CPSO/media/uploadedfiles/policies/policies/policyitems/End-of-Life.pdf?ext=.pdf

- Office of the Fire Marshal (Ontario). Information Bulletin - Do Not Resuscitate Confirmation Form（DNRC）
  ［インターネット］2014.10.30 確認.
  下記から入手可能
  http://www.mcscs.jus.gov.on.ca/english/FireMarshal/Forms/form_DoNotResuscitate.html.

- Nova Scotia Department of Health & Home Care Nova Scotia. Do Not Resuscitate（DNR）Form
  ［インターネット］2014.10.30 確認.
  下記から入手可能
  www.gov.ns.ca/health/reports/pubs/PFEDH_DNR_form.pdf (**July 12, 2010)

- Weston WW. Commentary: Informed and shared decision-making: the crux of patient-centred care. CMAJ
  ［インターネット］2014.10.30 確認.
  下記から入手可能
  http://www.cmaj.ca/content/165/4/438.full

- Ottawa Hospital Research Institute. Patient Decision Aids ［インターネット］2014.10.30 確認.
  下記から入手可能
  www.ohri.ca/DecisionAid/

Quality Book of Tools

患者中心性（Patient-Centered） カテゴリー A

サブカテゴリー A.6　十分な情報提供と意思決定

指標 A.6.1
患者は自分自身のケアを決定するために十分な情報を提供されている．

患者は十分な情報とその情報に基づく意思決定のサポートを受け，インフォームド・コンセントを医療者に提示する．その適切な書式が提供される．

基準 A.6.1.1　診療所のチームメンバーは，CMA＊の倫理規定（コミュニケーション，意思決定および同意）について訓練を受けている．

解説・解釈
- CMAの倫理規定とその他の関連する専門家の規定に関して，診療所のすべてのメンバーとスタッフのトレーニングの記録がある．その内容は，コミュニケーション，意思決定および同意を含んでいる．

基準 A.6.1.2　必要時に明確なインフォームド・コンセントが得られる．

解説・解釈
- 管理者は以下を作成する事ができる．
  - インフォームド・コンセントの書式．
  - 必要時に，インフォームド・コンセントの書式が完成されている事を示すことのできる，無作為のカルテレビュー．
  - コミュニケーション，意思決定および同意に関しての質問が含まれている患者満足度の質問紙票．

基準 A.6.1.3　＊　診療所チームは事前指示書（advanced directives）＊をカルテ上に記録している．

解説・解釈
- 診療所の管理者は以下について明示ができる．
  - アドバンス・ケア・プランニング（advanced-care planing）が，全ての高齢患者と議論され，提案されている．
  - 事前指示の書式が利用できる状態にある．
- 管理者は，事前指示の書式が完成されていることを示した，無作為のカルテオーディットの結果を提出することができる．

＊注：CMA；カナダ医学会．日本では日本医師会にあたる

＊注：事前指示書；事故や重症疾患によって意思決定能力が失われた時にどのような医療を希望，または拒否するのかを，意識が清明なうちに表明したもの

カテゴリー A　患者中心性（Patient-Centered）

サブカテゴリー A.7　患者向けの教材

指標 A.7.1　　　臨床チームは健康増進，予防，および疾患管理に関して，教育的な情報を提供している．

基準 A.7.1.1　★　広い範囲にわたる最新の健康増進，予防そして疾患管理の教材が診療所内に置いてあり，入手しやすくなっている．

基準 A.7.1.2　＊　臨床チームは健康教育を提供する．

基準 A.7.1.3　＊　臨床チームは保健所の公衆衛生プログラムに精通している．

患者中心性（Patient-Centered） カテゴリーA

サブカテゴリー A.7　患者向けの教材

指標 A.7.1

臨床チームは健康増進，予防，および疾患管理に関して，教育的な情報を提供している．

患者は，教材，コミュニティーへの紹介，文書やオンラインでの資料，および利用可能な公衆衛生の健康プログラムについての情報を受け取ることができる．

基準 A.7.1.1　★　広い範囲にわたる最新の健康増進，予防そして疾患管理の教材が診療所内に置いてあり，入手しやすくなっている．

　解説・解釈
- 一般的な健康増進，予防，疾患管理の教材は，患者が家に持ち帰って利用することができる．その教材には適切なウェブサイトのアドレスが含まれている．
- 臨床チームは，患者の健康増進，予防および疾患管理の教材を提供し，最新版を常備する．（それらの資材を維持し，最新の状態であることを保証している）．

基準 A.7.1.2　★　臨床チームは健康教育を提供する．

　解説・解釈
- 臨床チームがどのように患者に健康教育を提供しているか（例えば，個人，集団，紹介，ニュースレターなど）について診療所管理者が述べる事ができる．
- 教育やカウンセリングを目的とした，コミュニティーにある紹介先の情報についてのリストを診療所が作成することができる．

基準 A.7.1.3　＊　臨床チームは保健所の公衆衛生プログラムに精通している．

　解説・解釈
- チームのメンバーは，その地域の公衆衛生部門により提供されているプログラムについて述べる事ができる．

追加情報（最新のリンクは http://quality.resources.machealth.ca で確認を）

- College of Family Physicians of Canada. Patient Education Program ［インターネット］2014.10.3. 確認.
  下記から入手可能
  http://www.cfpc.ca/English/cfpc/programs/patient%20education/default.asp?s=1

- American Academy of Family Physicians. Health Information for the Whole Family
  ［インターネット］2014.10.3. 確認.
  下記から入手可能
  http://familydoctor.org/

- Ministry of Health and Long-Term Care (Ontario). The Ontario Agency for Health Protection and Promotion
  ［インターネット］2014.10.3. 確認.
  下記から入手可能
  http://www.health.gov.on.ca/en/pro/programs/publichealth/oph_standards/

- Public Health Agency of Canada. Home ［インターネット］2014.10.3. 確認.
  下記から入手可能
  www.phac-aspc.gc.ca/index-eng.php

Note

公平・公正性（Equitable Care）　カテゴリーB

カテゴリーB　公平・公正性（Equitable Care）

　このカテゴリーの指標は公平・公正に関する問題を取り扱う．患者が人種や居住地にかかわらず差別なく受け入れられ治療が受けられる，さらに必要な時には特別なサービスも受けられるべきである．

　The Institute of Medicine は公平性を以下のように定義している．

　「性別や人種，居住地，社会経済的な地位など，個人の背景要因により質的に変化することのないケアを提供すること」

　The Ontario Health Quality Council は「人々は誰であってもどこに住んでいても同質のケアを受けられるべきである．必要なケアをあらゆる人に確実に届けるために，時によって特別な援助が必要となるときがある．」と定義している．

カテゴリーBは1つのサブカテゴリーと3つの指標からなる

B.1　公平・公正性

指標 B.1.1
新患が差別なく診療を受けることができる．

　診療所チームのすべてのメンバーが，診療所に新患を受け入れるという職業人としての責務を認識している．

指標 B.1.2
患者は人物や居住地にかかわらず同質のケアを受けている．

　移民，難民，ホームレス，先住民を含む全ての患者に対して同質のケアが提供されている．ケアの質が患者の性的指向，性別，年齢，言語，宗教により影響を受けない．

指標 B.1.3
診療所のチームは特別なニーズを持つ患者に対する付加的なサービスを同定し提供している．

　診療所のチームは特別なニーズを持つ患者（例：文化や言語の問題，視力・聴力の障害，身体的・認知の障害）に対して必要時には付加的なサービスを提供することができる．

カテゴリーB 公平・公正性（Equitable Care）

サブカテゴリー B.1　公平・公正性

指標 B.1.1　　　　新患が差別なく診療を受けることができる．

基準 B.1.1.1　★　管理局*の示す新患の受け入れに関するガイドラインを全ての職員が理解している．

基準 B.1.1.2　＊　新患受け入れ時の差別に関するクレームを受け付ける責任者を置いている．

公平・公正性（Equitable Care） カテゴリー B

サブカテゴリー B.1　公平・公正性

指標 B.1.1
新患が差別なく診療を受けることができる．

診療所チームのすべてのメンバーが診療所に新患を受け入れるという職業人としての責務を認識している．

基準 B.1.1.1　★　管理局＊の示す新患の受け入れに関するガイドラインを全ての職員が理解している．
　解説・解釈
　・診療所チームの すべてのメンバーが，管理局の示す新患の受入れに関するガイドラインを読んだ（例えば CPSO ガイドライン）．

基準 B.1.1.2　＊　新患受け入れ時の差別に関するクレームを受け付ける責任者を置いている．
　解説・解釈
　・診療所の管理者やスタッフはその責任者が誰か述べることができる．
　・管理者が全ての新患受け入れ時の差別に関するクレームとその解決策を記録している．

＊注：管理局；日本では厚生局

追加情報（最新のリンクは http://quality.resources.machealth.ca で確認を）
- College of Physicians and Surgeons of Ontario. Accepting New Patients［インターネット］2014.10.30 確認．以下で入手可能
  www.cpso.on.ca/policies/policies/default.aspx?ID=2506

カテゴリーB 公平・公正性（Equitable Care）

サブカテゴリー B.1　公平・公正性

指標 B.1.2　　　患者は人物や居住地にかかわらず同質のケアを受けている．

基準 B.1.2.1　＊　診療所チームが診療圏のニーズに敏感であるようトレーニングされている．

基準 B.1.2.2　＊　差別に関するクレームに責任を持って当たる人がいる．

公平・公正性（Equitable Care） カテゴリー B

サブカテゴリー B.1　公平・公正性

指標 B.1.2
患者は人物や居住地にかかわらず同質のケアを受けている．

移民，難民，ホームレス，先住民を含む全ての患者に対して同質のケアが提供されている．ケアの質が患者の性的指向，性別，年齢，言語，宗教により影響を受けない．

基準 B.1.2.1　＊　診療所チームが診療圏のニーズに敏感であるようトレーニングされている．
解説・解釈
- 診療所のメンバーが診療圏の特別なニーズに対して敏感である．

基準 B.1.2.2　＊　差別に関するクレームに責任を持って当たる人がいる．
解説・解釈
- 差別に関するクレームに対して責任を持って当たる人が誰か管理者やスタッフが述べることができる．
- 差別に関するクレームとそれに対する解決策が記載され保管されている．

追加情報（最新のリンクは http://quality.resources.machealth.ca で確認を）

- Canadian Medical Association. Code of Ethics ［インターネット］2014.10.30. 確認．
  下記から入手不可
  https://www.cma.ca/En/Pages/code-of-ethics.aspx

- Canadian Nurses Association. Code of Ethics for Registered Nurses - 2008 Centennial Edition ［インターネット］2014.10.30. 確認．下記から入手可能
  http://www.cna-aiic.ca/~/media/cna/files/en/codeofethics.pdf

- National Association of Social Workers (US). Code of Ethics of the National Association of Social Workers ［インターネット］2014.10.30. 確認．下記から入手可能
  www.socialworkers.org/pubs/code/code.asp

- Smylie J. SOGC Policy Statement: A Guide for Health Professionals Working with Aboriginal Peoples. Journal SOGC ［インターネット］2014.10.30. 確認．
  下記から入手可能
  http://www.mentalhealthresearch.ca/RIC/resources/Engagement/A% 20

- Society of Obstetricians and Gynaecologists of Canada. SOGC Guidelines: Aboriginal Guidelines ［インターネット］2014.10.30. 確認．下記から入手可能
  www.sogc.org/guidelines/index_e.asp#aboriginal

- CMA Office for Public Health. Aboriginal Health. 2006 Oct 8　2014.10.30. 確認．
  下記から入手不可
  https://www.cma.ca/En/Pages/public-health.aspx

- Ontario Council of Agencies Serving Immigrants. Health ［インターネット］2014.10.30. 確認．
  下記から入手可能
  www.settlement.org/topics.asp?section=HE

カテゴリーB 公平・公正性（Equitable Care）

サブカテゴリー B.1　公平・公正性

指標 B.1.3　　診療所チームは特別なニーズを持つ患者に対する付加的なサービスを同定し提供している．

基準 B.1.3.1　＊　診療所チームは付加的なサービスを要する特別なニーズを持つ患者が誰か述べることができる．

基準 B.1.3.2　＊　特別なニーズを抱える患者に付加的なサービスを提供することができる地域の団体・グループと連携している．

⚖：　法で定められている，要求されている項目（カナダ）
★：　ベスト・プラクティスに必要とされる項目
＊：　さらに質を高めるために望まれる項目

公平・公正性（Equitable Care） カテゴリー B

サブカテゴリー B.1　公平・公正性

指標 B.1.3
診療所チームは特別なニーズを持つ患者に対する付加的なサービスを同定し提供している．

診療所チームは特別なニーズを持つ患者（例：文化や言語の問題，視力・聴力の障害，身体的・認知の障害）に対して必要時には付加的なサービスを提供することができる．

基準 B.1.3.1　＊　診療所チームは付加的なサービスを要する特別なニーズを持つ患者を同定することができる．

解説・解釈
- 管理者は以下を実践できる
  ➢ 特別なニーズや付加的なサービスが必要な患者であることがカルテに明示されている（文化的な問題，言語，聴力や視力の障害，認知機能の問題など）．
  ➢ 予約システムは付加的なサービスの必要性をあらかじめチェックできるようになっている（通訳，聴力障害者や視力障害者へのコミュニケーションツール，身体・認知機能障害者への家族や介護者の付き添いなど）．
  ➢ 診療所チームのすべてのメンバーが，診療所の外や時間外のケアにおいても付加的なサービスの必要な患者に関する情報にアクセスすることができる．
  ➢ 全ての患者のカルテが患者の第一言語について記述してあり，通訳を要するようなコミュニケーションの障害が存在するかどうかや，誰が通訳を利用しているかについて記載している．

基準 B.1.3.2　＊　特別なニーズを抱える患者に管理者は付加的なサービスを提供することができる地域の団体・グループと連携している．

解説・解釈
- 付加的なサービスを提供することができる地域の団体・グループのリストを提示できる．

追加情報（最新のリンクは http://quality.resources.machealth.ca で確認を）

- Canadian Medical Association. Code of Ethics ［インターネット］2014.10.30. 確認.
  下記から入手不可
  https://www.cma.ca/En/Pages/code-of-ethics.aspx

- Ontario Association of the Deaf. Welcome to the Ontario Association of the Deaf
  ［インターネット］2014.10.30. 確認.
  下記から入手可能
  www.deafontario.ca/

- Ontario Human Rights Commission. Disability and the Duty to Accommodate: Your Rights and Responsibilities
  ［インターネット］2014.10.30. 確認.
  下記から入手可能
  www.ohrc.on.ca/en/issues/disability

- Ontario College of Pharmacists. Labelling Prescriptions for the Visually Challenged
  ［インターネット］2014.10.30. 確認.
  下記から入手可能
  http://www.cnib.ca/en/services/Pages/default.aspx

Note

適時性と近接性（Timely And Accessible） カテゴリー C

カテゴリー C　適時性と近接性（Timely And Accessible）

本カテゴリーの指標では適時性と近接性に関する問題を取り扱っている．患者は予約ができ，紹介を受け，検査結果を知ることができ，時間外もしくは救急診療を適切なタイミングで受けることができる．そして新患のカルテも効率的に転送できる．

The Institute of Medicine では適時性を「医療の受け手と提供者の双方にとっての待ち時間と，ときに有害となりうる診療の遅延とを減らすこと」と定義している．

The Ontario Health Quality Council は，近接性（Accessible）を「適切な医療者によって，適切な場で，適切な時間に，適切なケアを受けられること」と定義している．

カテゴリー C は 2 つのサブカテゴリーと 6 つの指標からなる

C.1　適時性と近接性

指標 C.1.1
患者は電話，E メール，その他の電子媒体によって診療所にアクセスできる．

> 電話や E メール，他の電子媒体のシステムが使いやすく，簡単に診療所へアクセスできるように整備されている．

指標 C.1.2
患者は適切に予約ができる．

> 患者は必要に応じて長時間もしくは短時間の予約*1 ができ，待ち時間はモニターされている．

指標 C.1.3
新患登録とカルテの転送*2 が適時に利用できて，アクセスもよい．

> 新患は効率的に登録され，彼らのカルテは CPSO（College of physicians and surgeons of Ontario）ガイドラインに基づき診療所と情報のやり取りができる．

指標 C.1.4
検査や専門医への紹介が適時に行われている．

> 検査や紹介に要する待ち時間をモニターするシステムがある．

C.2　時間外診療，救急診療

指標 C.2.1
診療所が 24 時間・365 日アクセスできるようになっている．

> 診療所に 24 時間・365 日アクセスできるよう保証されている．困難な場合には，別の方法で提供されている．

指標 C.2.2
救急診療（emergencies）と準緊急診療（urgent）に対応している．

> 患者は準緊急（urgent）の予約ができ，診療所チームは救急を認識し対応するためのトレーニングを受けている．

---

*1 注：長時間もしくは短時間の予約；カナダでは一般的には 10 分刻みの予約だが，場合によってはより長い時間の時間枠を予約できるシステムがある

*2 注：カルテの転送；日本では診療情報提供書のやり取りに相当する

カテゴリー C　適時性と近接性（Timely And Accessible）

サブカテゴリー C.1　適時性と近接性

指標 C.1.1　　患者は電話，Eメール，その他の電子媒体によって診療所にアクセスできる．

基準 C.1.1.1　＊　予約や適切な助言，メッセージを残すための効果的な電話システム，Eメール，かつ／もしくは他の電子媒体がある．

追加情報（最新のリンクは http://quality.resources.machealth.ca で確認を）

- College of Physicians & Surgeons of Ontario. Medical Records［インターネット］. 2006 Mar/Apr. Chapter 5, ProceduralMedicine - Telephone Conversation and Emails.［2014.7.21. 確認］.
以下で入手可能
www.cpso.on.ca/policies/policies/default.aspx?id=1686&terms=privacy+and+record+keeping

- Howard M, Agarwal G, Hilts L. Patient satisfaction with access in two interprofessional academic family medicine clinics. Family Practice［インターネット］2014.7.21. 確認.
下記で入手可能
http://fampra.oxfordjournals.org/cgi/content/abstract/26/5/407 DOI:10.1093/fampra/cmp049　407-412.

- Hallam L. Organisation of telephone services and patients' access to doctors by telephone in general practice. BMJ［インターネット］. 1991 Mar 16;302 (6777):629-32. ［2014.7.21. 確認］.
下記で入手可能
www.ncbi.nlm.nih.gov/entrez/query.fcgi?cmd=Retrieve&db=PubMed&list_uids=2012879&dopt=Abstract

- de Groot RA, de Haan J, Bosveld HEP, Nijland A, Meyboom-de Jong B. The implementation of a call-back system reduces the doctor's workload, and improves accessibility by telephone in general practice. Family Practice ［インターネット］. 2002;19(5):516-519.［2014.7.21. 確認］.
下記で入手可能
http://fampra.oupjournals.org/cgi/content/abstract/19/5/516

適時性と近接性（Timely And Accessible） カテゴリー C

サブカテゴリー C.1　適時性と近接性

指標 C.1.1

患者は電話，E メール，その他の電子媒体によって診療所にアクセスできる．

電話や E メール，他の電子媒体のシステムが使いやすく，簡単に診療所へアクセスできるように整備されている．

基準 C.1.1.1　　＊　予約や適切な助言，メッセージを残すための効果的な電話システム，E メール，かつ／もしくは他の電子媒体がある．

解説・解釈
- 診療所の管理者は以下を説明できる．
  - 電話のシステム（受ける場合とかける場合）とボイスメールシステム＊とその対応方法．
  - 患者とコミュニケーションをとるために用いる E メール，かつ／もしくは他の電子媒体．
  - 患者が予約なしでもケアに関する助言や情報を得ることができる方法（例えば，電話もしくは電子媒体を利用して）．
  - 電話，もしくはボイスメールシステムの改善に役立てるために，どのように患者からのフィードバックを求め，活用していくか（例えば，毎年の患者満足度調査を通して）．
- かかってくる電話に関する定期的なオーディットが行われているか？（受話器を取るまでのベルの回数，応答を待たせていた時間，コールバックについて，そしてメッセージをどのように記録し，検索し，フォローアップしていくかについて）．

＊注：ボイスメールシステム：患者が留守番電話にメッセージを残し，それを診療所チームが確認するシステム

カテゴリーC　適時性と近接性（Timely And Accessible）

サブカテゴリー C.1　適時性と近接性

指標 C.1.2　　　　患者は適切に予約ができる．

基準 C.1.2.1　＊　患者は必要に応じて長時間もしくは短時間の定期受診の予約＊ができる．

基準 C.1.2.2　＊　診療所チームは予約日まで待つ期間をモニターしている．

基準 C.1.2.3　＊　臨床チームは患者の受診に対して時間通りに対応するよう努める．

追加情報（最新のリンクは http://quality.resources.machealth.ca で確認を）

- College of Physicians & Surgeons of Ontario. Medical Records ［インターネット］. 2006 Mar/Apr. Chapter 2, Overview and Organization of Medical Records ? The Daily Diary of Appointments. ［2014.7.21.確認］.
下記で入手可能
www.cpso.on.ca/policies/policies/default.aspx?id=1686

- Murray M, Tantau C. Same-Day Appointments: Exploding the Access Paradigm. Family Practice Management ［インターネット］. 2000. ［2014.7.21.確認］.
下記で入手可能
www.aafp.org/fpm/20000900/45same.html

- Institute for Healthcare Improvement. Third Next Available Appointment ［インターネット］ 2014.7.21.確認.
下記で入手可能
www.ihi.org/knowledge/Pages/Measures/ThirdNextAvailableAppointment.aspx

- Howard M, Agarwal G, Hilts L. Patient satisfaction with access in two interprofessional academic family medicine clinics. Family Practice ［インターネット］. 2009 Oct ;26(5):407-412. ［2014.7.21.確認］.
下記で入手可能
http://fampra.oxfordjournals.org/cgi/content/abstract/26/5/407 DOI:10.1093/fampra/cmp049

適時性と近接性（Timely And Accessible） カテゴリーC

サブカテゴリー C.1　適時性と近接性

指標 C.1.2

患者は適切に予約ができる.

患者は必要に応じて長時間もしくは短時間の予約＊ができ，待ち時間はモニターされている．

- **基準 C.1.2.1**　＊　患者は必要に応じて長時間もしくは短時間の定期受診の予約ができる．
  - **解説・解釈**
    - 臨床的なニーズに応じて，長時間，もしくは短時間の予約の調整が可能な予約システムである．
    - 毎年の患者満足度調査で，診療の予約日までの日数に対する満足度が分かるようになっている．

- **基準 C.1.2.2**　＊　診療所チームは予約日まで待つ期間をモニターしている．
  - **解説・解釈**
    - 管理者は次回の予約日まで待つ期間をモニターしている（次々回の予約システム，もしくは同等のシステムを利用し，遅れを測定できる）．

- **基準 C.1.2.3**　＊　臨床チームは患者の予約時間に対して，時間通りに対応するよう努める．
  - **解説・解釈**
    - 毎年の患者満足度調査で，患者の予約診察までの待ち時間に対する満足度がわかる様になっている．
    - 待ち時間と診療時間の比率に対する年間オーディットを実施している（理想的な比率は1：3〜2：3＊）．

＊注：長時間もしくは短時間の予約；カナダでは一般的には10分刻みの予約だが，場合によってはより長い時間の時間枠を予約できるシステムがある．

＊注：理想的な比率は1：3〜2：3，すなわち診察時間1〜2に対して，待ち時間が3の比率

カテゴリー C 適時性と近接性 (Timely And Accessible)

サブカテゴリー C.1　適時性と近接性

指標 C.1.3　　　　新患登録とカルテの転送＊が適時に利用できて，アクセスもしやすい．

基準 C.1.3.1　　＊　　個人情報と健康情報を収集，登録するプロセスが適時で，効率的で患者にとってもわかりやすいものである．

基準 C.1.3.2　　★　　診療所と他医療機関との医療情報のやり取りの詳細が，CPSO〔略語集（38ページ参照）〕ガイドラインに基づき記録されている．

＊注：カルテの転送；日本では診療情報提供書のやり取りに相当する

適時性と近接性（Timely And Accessible） カテゴリーC

サブカテゴリー C.1　適時性と近接性

指標 C.1.3

新患登録とカルテの転送＊が適時に利用できて，アクセスもしやすい．

新患は効率的に登録され，彼らの医療情報は CPSO〔略語集（38 ページ参照）〕ガイドラインに基づき診療所と情報のやり取りができる．

基準 C.1.3.1　＊　個人情報と健康情報を収集し，登録するプロセスが適時で，効率的で患者にわかりやすいものである．

解説・解釈
- 管理者は，登録するプロセスが適時で，効率的で患者にとってもわかりやすいものであるか説明できる．

基準 C.1.3.2　★　診療所と他の医療機関との医療情報のやりとりの詳細が，CPSO（略語集 38 ページ参照）ガイドラインに基づき記録されている．

解説・解釈
- 新患の過去の医療情報へのアクセスに対する書面での同意が行われている．
- 医療情報が適時に転送できている
- 転送した医療情報が記録されており，その内容には以下のものが含まれている．請求のコピー，請求した医師の氏名と住所，転送した日時，転送の方法，転送したサマリーのコピー．

追加情報（最新のリンクは http://quality.resources.machealth.ca で確認を）

- College of Physicians & Surgeons of Ontario. Medical Records［インターネット］. 2006 Mar/Apr［2014.7.21. 確認］．
  下記で入手可能
  www.cpso.on.ca/policies/policies/default.aspx?id=1686

- Ministry of Health & Long-Term Care (Ontario). Health Information Protection Act, 2004
  ［インターネット］2014.7.21. 確認．
  下記で入手可能
  http://health.gov.on.ca/en/common/legislation/priv_legislation/default.aspx

- Canadian Medical Protective Association. A Matter of Records: Retention and Transfer of Clinical Records. CMPA［インターネット］. 2003;1-4.［2014.7.21. 確認］．
  下記で入手可能
  https://oplfrpd5.cmpa-acpm.ca/en/duties-and-responsibilities/-/asset_publisher/bFaUiyQG069N/content/a-matter-of-records-retention-and-transfer-of-clinical-records

カテゴリー C 適時性と近接性 (Timely And Accessible)

サブカテゴリー C.1　適時性と近接性

指標 C.1.4　　　検査や専門医への紹介が適時に行われている．

基準 C.1.4.1　★　患者は迅速に検査や専門医へ紹介されている．

適時性と近接性（Timely And Accessible） カテゴリーC

サブカテゴリー C.1　適時性と近接性

指標 C.1.4
検査や専門医への紹介が適時に行われている．

検査や専門医受診までの待ち時間をモニターするための所定のシステムがある．

基準 C.1.4.1 ★　患者は迅速に検査や専門医へ紹介されている．

解説・解釈
- 診療所チームは国や地域のガイドラインや手順にしたがい，専門医や検査への紹介をモニターしている．
- 毎年行う患者満足度調査の結果で，検査や専門医の紹介システムに対して満足しているという結果が得られている．
- 検査や専門医への紹介に要する待ち期間が毎年行うカルテのオーディットでモニターされている．

追加情報（最新のリンクは http://quality.resources.machealth.ca で確認を）

- Canadian Medical Protective Association. Wait Times - A Medical Liability Perspective ［インターネット］．［2014.7.21. 確認］．
  下記で入手可能
  https://www.cmpa-acpm.ca/en/public-policy/-/asset_publisher/9rnAcJbTAZA6/content/wait-times-a-medical-liability-perspective

- College of Physicians & Surgeons of Ontario. Practice Assessment Report - Continuity of Care and Referrals ［インターネット］．2008 Mar 18 ［2014.7.21. 確認］．
  下記で入手可能
  www.cpso.on.ca/uploadedFiles/downloads/cpsodocuments/members/peerassessment/Continuity.pdf

- College of Physicians & Surgeons of Ontario. Practice Assessment Report - Required Medical Record Component ［インターネット］．2008 Mar 18 ［2014.7.21. 確認］．
  下記で入手可能
  http://www.cpso.on.ca/CPSO/media/uploadedfiles/policies/policies/policyitems/test_results.pdf?ext=.pdf

カテゴリーC 適時性と近接性 (Timely And Accessible)

サブカテゴリー C.2　時間外，救急

指標 C.2.1　　　診療所が 24 時間・365 日アクセスできるようになっている

基準 C.2.1.1　★　どのように 24 時間診療が行われているかについての情報が手に入る [⚖ PCNs（略語集 38 ページ参照），FHNs（略語集参照），ある種の契約では必須である]．

基準 C.2.1.2　★　患者は電話をかければ時間外診療を受けることができる．

基準 C.2.1.3　＊　時間外担当の医師が患者情報 [累積患者プロファイル（CPP）＊] にアクセスできる．

基準 C.2.1.4　＊　オンコールサービスを利用して患者が時間外診療を受けた場合の記録が，その患者の主治医に届けられている [⚖ PCNs（略語集 38 ページ参照），FHNs（略語集 38 ページ参照），Telehealth Ontario のある種の契約では法的に必須である]．

追加情報（最新のリンクは http://quality.resources.machealth.ca で確認を）

- College of Physicians & Surgeons of Ontario. Medical Records [インターネット]．2006 Mar/Apr. Chapter 3, General Principles for Contents of Medical Records ? The Cumulative Patient Profile. [2014.7.21. 確認]．
  下記で入手可能
  www.cpso.on.ca/policies/policies/default.aspx?id=1686

- College of Physicians & Surgeons of Ontario. Practice Assessment Report - Record Keeping and PatientManagement Tools [インターネット]．2008 Mar 18 [2014.7.21. 確認]．
  下記で入手可能
  www.cpso.on.ca/uploadedFiles/downloads/cpsodocuments/members/peerassessment/RecordKeepingTOOL.pdf

- Ministry of Health and Long-Term Care (Ontario). Public Information - Telehealth Ontario [インターネット]．2009 Aug 17 [2014.7.21. 確認]．
  下記で入手可能
  www.health.gov.on.ca/en/public/programs/telehealth/

適時性と近接性（Timely And Accessible） カテゴリーC

サブカテゴリー C.2　時間外，救急

指標 C.2.1
診療所が24時間・365日アクセスできるようになっている．

診療所に24時間・365日アクセスできるよう保証されている．困難な場合には，別の方法が提供されている．

基準 C.2.1.1　★　どのように24時間診療が行われているかについての情報が手に入る［PCNs（略語集38ページ参照），FHNs（略語集38ページ参照），ある種の契約では必須である）］．

解説・解釈
- 診療所内でどのように24時間診療が行われているかについての情報が掲示されている（例えばパンフレットやウェブサイトなど）．
- 管理者は，どのように24時間診療が行われているか説明できる．（例えば，通常の診療時間，延長外来の時間，時間外の対応，電話でのアクセス，Telehealthなどのその他のサービス）．

基準 C.2.1.2　★　患者は電話をかければ時間外診療を受けることができる．

解説・解釈
- 毎年のオーディットで診療所の時間外電話システムをモニターしている（例えば，2回のコールで患者はケアを受けられるようになっているか？など）．
- 毎年の患者満足度調査に時間外診療についての項目が含まれているか．

基準 C.2.1.3　＊　時間外担当の医師が患者情報［累積患者プロファイル（CPP）＊1］にアクセスできる．

解説・解釈
- 時間外担当の医師が患者のCPPにアクセスする方法がある．

基準 C.2.1.4　＊　オンコールサービスを利用して患者が時間外診療を受けた場合の記録が，その患者の主治医に届けられている．［PCNs（略語集38ページ参照），FHNs（略語集38ページ参照），Telehealth Ontario＊2はある種の契約では必須である）．

解説・解釈
- 患者が時間外診療を受けた場合には，次週にはその情報が届けられるようになっている．
- 未登録患者でも時間外診療が受けられるシステムである．

＊1注：家庭医療で昔から行われている患者記録の方法．病棟の記録に似ており，既往歴，社会生活歴，アレルギー歴，予防接種歴，家族歴，リビングウィルなど短期間では変化しない患者情報をまとめたもの．

＊2注：Telehealth；電話やEメールによる医療相談の受付．医師は処方したり，医療サービスの提供を行う．

カテゴリー C 適時性と近接性（Timely And Accessible）

サブカテゴリー C.2　時間外，救急

指標 C.2.2　　　救急診療（emergencies）と準緊急診療（urgent）に対応している．

基準 C.2.2.1　★　患者は準緊急診療の予約ができる．

基準 C.2.2.2　＊　診療所のすべての職員が救急と準緊急の医学的状態に対して認識し，対応できるようトレーニングを受けている．

基準 C.2.2.3　＊　至急対応が必要な場合には，受付会計の職員が適切な医療専門職に連絡することができる．

基準 C.2.2.4　★　診療所の職員は最新の心肺蘇生／一次救命処置の資格を有している．

適時性と近接性（Timely And Accessible） カテゴリーC

サブカテゴリー C.2　時間外，救急

指標 C.2.2

救急診療（emergencies）と準緊急診療（urgent）に対応している．

患者は準緊急（urgent）の予約ができ，診療所チームは救急を認識し対応するためのトレーニングを受けている．

基準 C.2.2.1　★　患者は準緊急診療の予約ができる

解説・解釈
- 患者は準緊急診療の予約ができる（準緊急とは，救急 emergency まではいかないが，重症な状態に悪化しないよう適切な時期に治療，もしくは評価を要すると考えられる重症な状態，もしくは疼痛を認める状態である）．
- 準緊急予約が利用可能な状態であることをモニターするシステムがある．
- 毎年行う患者満足度調査に準緊急診療の予約に関する項目が含まれている．

基準 C.2.2.2　＊　診療所チームのすべてのメンバーが救急と準緊急の医学的状態を認識し，対応できるようトレーニングを受けている．

解説・解釈
- 診療所のすべての職員が救急と準緊急の医学的状態を認識し，対応できるよう準備が整っている．
- 毎年のオーディットに救急と準緊急の患者の記録が含まれている．

基準 C.2.2.3　＊　至急対応が必要な場合には，受付会計の職員が適切な医療専門職に連絡することができる．

解説・解釈
- 緊急対応を要する患者を援助するために，受付会計の職員が適切な医療専門職に連絡することができる．

基準 C.2.2.4　★　診療所の職員は最新の心肺蘇生／一次救命処置の資格を有している．

解説・解釈
- 管理者は最新の心肺蘇生／一次救命処置の資格取得状況に関する記録を提出することができる．

追加情報（最新のリンクは http://quality.resources.machealth.ca で確認を）

- Heart and Stroke Foundation of Ontario. Heart and Stroke for Healthcare Professionals ［インターネット］．2010［2014.7.21. 確認］．下記で入手可能
www.heartandstroke.com/site/c.ikIQLcMWJtE/b.3856593/k.B76E/For_Professionals.htm

カテゴリーD 安全性（Safe）

カテゴリーD 安全性（Safe）

このカテゴリーの指標は安全性の問題を網羅している．それは，感染管理，ワクチンの保管，診療所での手技，鋭利物・感染性廃棄物の処分，安全で適切な医療機器，薬剤と処方マネジメント，カルテの保管，診療録に重要な情報が確実に記載されていること，検査結果の追跡やインシデントレポートである．

The Institute of Medicine（米国医学研究所）は安全性を以下のように定義している
「患者のために行ったケアによって，患者が不利益を被ることを避けること」（Do no harm.）
The Ontario Health Quality Council は以下のように述べている
「人々はケアを受ける時，アクシデントやミスによって不利益を受けてはならない」

カテゴリーDは8つのサブカテゴリーと11の指標からなる

D.1 感染管理
指標 D.1.1
診療所チームが感染管理のガイドラインを遵守している．

チームメンバーは消毒と滅菌のガイドラインに従い，滅菌された器具を適切に保管し，手指衛生を実践する．

D.2 コールドチェーン
指標 D.2.1
診療所チームはワクチンの保管とコールド・チェーン（低温流通）の州のガイドラインを遵守している．

効果的なワクチン保管のためのガイドラインは指定された冷蔵庫の使用とワクチンの期限を遵守することを求めている．

D.3 手技
指標 D.3.1
診療所で行われる手技は一般的なガイドラインを遵守している．

診療所には実施される手技のリストがあり，臨床チームはこれらの手技を一般的なガイドラインに基づき実施するための適切なトレーニングと器具を有している．

D.4 鋭利物，感染性廃棄物の処分
指標 D.4.1
診療所チームは鋭利物や感染性廃棄物を安全に処分する．

診療所チームは，鋭利物と感染性廃棄物の安全に処分するためのシステムを有している．

D.5 医療機器
指標 D.5.1
医療機器や医療資源は安全で，適切で，確実で，いつでも利用できて，管理されている．

診療所の医療機器は安全で，適切で，必要時にいつでも利用でき，よく管理されている．

D.6 薬剤
指標 D.6.1
診療所で利用できる薬剤は適切で，管理されており，安全でかつ維持されている．

診療所における薬剤管理の推奨されているステップとして，権限のある人だけが使用できること，安全に保管されていること，1年に2回のオーディットがされていること，調剤記録があることが挙げられる．

指標 D.6.2
処方マネジメント．

患者のために発注された薬剤が可能な限り安全な方法で処方され，管理されている．

D.7 カルテ管理と保管

指標 D.7.1
診療記録が安全にかつ機密を守って蓄積・ファイルされている.

> 診療記録が機密を守って蓄積され,権限のある医療スタッフにのみ検索可能であることを保証するステップに,バックアップ用のテープ・CD の安全な保存,コンピューターのパスワード保護とロックアウト,そして IT 長期計画が含まれている.

指標 D.7.2
診療記録は質の高い患者ケアの提供に必要な全ての情報を含んでいる.

> 患者の診療記録には累積患者プロファイル(CPP),プロブレムと薬剤の最新のリスト,電話での会話,臨床的意思決定,患者とそのケアに必要なその他の全ての情報が,最良の診療ガイドライン,法律,地域の基準に沿って,含まれているべきである.

指標 D.7.3
患者の検査結果と医学的レポートを追跡し,管理するシステムがある.

> 診療所には検査結果と医学的レポートを管理する効率的なシステムがある。それは紛失した検査結果のフォローアップや患者への通知も含んでいる.

D.8 インシデントレポート

指標 D.8.1
重大なあるいは重大な可能性があった有害事象を同定して検討するインシデントレポートのシステムがある.

> インシデントレポートと管理のシステムにより,有害事象,エラー,ヒヤリハットなどを同定して検討している.

カテゴリー D　安全性（Safe）

サブカテゴリー D.1　感染管理

指標 D.1.1　　　診療所チームが感染管理のガイドラインを遵守している．

基準 D.1.1.1　　感染管理の手順書がある．

基準 D.1.1.2　　手指衛生が診療所全体で実施されている．

基準 D.1.1.3　　診療所チームが器具や設備を清掃し消毒している．

基準 D.1.1.4　　診療所チームが器具や資材を滅菌している．

基準 D.1.1.5　　滅菌された，あるいは外科的に清潔な器具が無菌的に保管されている．

基準 D.1.1.6　　診療所チームは器具・設備の清掃，消毒，滅菌手技のトレーニングを受けている．

安全性（Safe）　カテゴリーD

サブカテゴリー D.1　感染管理

指標 D.1.1

診療所チームが感染管理のガイドラインを遵守している．

チームメンバーは消毒と滅菌のガイドラインに従い，滅菌された器具を適切に保管し，手指衛生を実践する．

基準 D.1.1.1　感染管理の手順書がある．

解説・解釈
- 最新のガイドラインに準拠した感染管理の手順書が存在する（H1N1, SARSなどのパンデミック対策を含む）．
- 手順書の定期的な見直しをしている．
- 半年に1回，感染管理の手順書のオーディットが行われている（人的資源，手指衛生，器具・設備や家具，医療廃棄物管理）．

基準 D.1.1.2　手指衛生が診療所全体で実施されている．

解説・解釈
- 診療所が診療を行うあらゆる場所に手洗いの設備を有している（低・中リスクの手洗い設備では液体石けん，ディスポあるいは単回使用のタオルを使用していること．もし再使用する布のタオルをどうしても使うときは，診療の場やトイレでは使用していないこと．使用している場では頻繁に交換していること）．
- 手洗いが利用できない場所（例：訪問診療）では水不要の石けんやアルコールが利用できるようになっている．
- 診療所チームは頻繁な手洗いを推奨している．
- 外科的手技の前に液体石けんと水による無菌の手洗いが行われている．

基準 D.1.1.3　診療所のチームが器具や設備を清掃し消毒している．

解説・解釈
- チームメンバーが器具や設備，あるいは血液や体液が付着したものをふだんから清掃・消毒しており，その他全ての機器を清潔に保っている．往診などで診療所外に持ち出す機器についてもそうである．
- チーム・メンバーは，低リスクあるいは使い捨ての器具・機材およびリネンを清掃・処分している．

基準 D.1.1.4　診療所のチームが器具や資材を滅菌している．

解説・解釈
診療所の管理者は診療所チームが以下のことについてどのように対処しているか説明できる．
- 院内で使用されている滅菌すべきすべての器具や資材が滅菌されている．
- 滅菌をする機器をモニター，確認，メンテナンスし，動作の確認をする．
- 使い捨て可能な器具は使い捨てを利用している．
- 滅菌にかかわる環境ハザード（グルタールアルデヒド，WHMIS＊）を回避している．

＊注：WHMIS：カナダ保健省（日本の厚生労働省）が発表している職場の危険要素についての公式通知．http://www.hc-sc.gc.ca/ewh-semt/occup-travail/whmis-simdut/index-eng.php

カテゴリー D 安全性（Safe）

サブカテゴリー D.1　感染管理

基準 D.1.1.5 ⚖️　滅菌された，あるいは外科的に清潔な器具が無菌的に保管されている．

解説・解釈
- 滅菌されたあるいは外科的に清潔な器具は汚染から保護された環境（扉のついた戸棚や密封された容器など）に保管されている．
- 密封された滅菌器具には日付が記入され定期的に交換されるシステムがある．

基準 D.1.1.6 ⚖️　診療所チームは器具・設備の清掃，消毒，滅菌手技のトレーニングを受けている．

解説・解釈
- 診療所の管理者は以下を明示することができる．
  - ➢ 消毒，滅菌のトレーニングをうけたスタッフ．
  - ➢ 診療所の感染管理に関する責任者．
  - ➢ 診療所の滅菌手技に関する責任者．

⚖️：　法で定められている，要求されている項目（カナダ）
★：　ベスト・プラクティスに必要とされる項目
＊：　さらに質を高めるために望まれる項目

追加情報（最新のリンクは http://quality.resources.machealth.ca で確認を）

- College of Physicians and Surgeons of Ontario. Infection Control in the Physician's Office［インターネット］．2004［2014.10.31. 確認］．
下記から入手可能
www.cpso.on.ca/policies/guidelines/default.aspx?id=1766

- Canadian Centre for Occupational Health and Safety. Nurse（Registered）［インターネット］．2003 Mar 27［2014.10.31. 確認］．
下記から入手可能
www.ccohs.ca/oshanswers/occup_workplace/nurse.html

- Hellekson K. Practice Guidelines: AAP Issues Recommendations on Infection Control in Physicians' Offices. Am Fam Physician［インターネット］．2001 Feb 15［2014.10.31. 確認］;63(4):787-789.
下記から入手可能
www.aafp.org/afp/2001/0215/p787.html

- Health Canada. Workplace Hazardous Materials Information System［インターネット］2014.10.31. 確認．
下記から入手可能
www.hc-sc.gc.ca/ewh-semt/occup-travail/whmis-simdut/index-eng.php

- Ministry of Health and Long-Term Care（Ontario）．H1N1 Flu Virus: Health Care Professionals［インターネット］2014.10.31. 確認．
下記から入手可能
www.health.gov.on.ca/english/providers/program/emu/ihn.html

Note

カテゴリー D　安全性（Safe）

サブカテゴリー D.2　コールド・チェーン（低温流通）

指標 D.2.1　　診療所チームはワクチンの保管とコールド・チェーン（低温流通）の州のガイドラインを遵守している．

基準 D.2.1.1　⚖　ワクチン用に指定された冷蔵庫がある．

基準 D.2.1.2　⚖　冷蔵庫の温度が適切に管理されているかどうか日々の記録で確認されている．

基準 D.2.1.3　⚖　ワクチンが期限内のものである．

基準 D.2.1.4　⚖　診察室内外で行われるワクチン接種においてコールド・チェーン（低温流通）を維持するための国，州のガイドラインを使用している．

追加情報（最新のリンクは http://quality.resources.machealth.ca で確認を）

- College of Physicians and Surgeons of Ontario. A Practical Guide for Safe and Effective Office-Based Practices ［インターネット］2014 年 10 月 15 日確認.
  下記から入手可能
  http://www.cpso.on.ca/uploadedFiles/policies/guidelines/office/Safe-Practices.pdf
- Public Health Agency of Canada. National Vaccine Storage and Handling Guidelines for Immunization Providers ［インターネット］2014 年 10 月 15 日確認.
  下記から入手可能
  www.phac-aspc.gc.ca/publicat/2007/nvshglp-ldemv/section1-eng.php
- Toronto Public Health. Fact Sheet: Vaccine Storage and Handling - The Cold Chain Program ［インターネット］2014 年 10 月 15 日確認.
  下記から入手可能
  www.toronto.ca/health/professionals/immunization/cold_chain.htm
- Public Health Agency of Canada. Canadian Immunization Guide. 7th ed ［online 専攻論文］. Ottawa: Public Health Agency of Canada;［2014 年 10 月 15 日確認］.
  下記から入手可能
  www.phac-aspc.gc.ca/publicat/cig-gci/

安全性（Safe） カテゴリー D

サブカテゴリー D.2　コールド・チェーン（低温流通）

指標 D.2.1

診療所チームはワクチンの保管とコールド・チェーン（低温流通）の州のガイドラインを遵守している．

効果的なワクチン保管のためのガイドラインは指定された冷蔵庫の使用とワクチンが期限内のものであると確認することを求めている．

基準 D.2.1.1　ワクチン用に指定された冷蔵庫がある．

解説・解釈
- ワクチン用に指定された冷蔵庫がある．それにはワクチン関連の物以外の物（例：飲食物，検体）を入れていない．

基準 D.2.1.2　冷蔵庫の温度が適切に管理されているかどうか日々の記録で確認されている．

解説・解釈
- ワクチン保管用冷蔵庫の記録には，日付，時間，温度，異常が表示された場合の調整の記録が含まれる．
- 冷蔵庫には最低／最高温度の測定できる温度計，または電子測定器がある．
- 冷蔵庫を管理し，毎日の記録（電子温度計の温度）をつける人がいる．
- ワクチンの保管，コールド・チェーン（低温流通）のためのガイドラインをすべてのチームメンバーが知っているという記録がある．

基準 D.2.1.3　ワクチンが期限内のものである．

解説・解釈
- すべてのワクチンが有効期限内であることを確かめる手順がある．（例：在庫の任意サンプル）
- ワクチンが有効期限順に使用される仕組みによってワクチンが最新に保たれている（例：在庫の流れ，注文，適切な保管）．

基準 D.2.1.4　診察室内外で行われるワクチン接種において，コールド・チェーン（低温流通）を維持するための国，州のガイドラインを使用している．

解説・解釈
- ワクチンの診察室内接種および診療所外接種における輸送時にコールド・チェーン（低温流通）を維持するための手順がある．
- 低温流通に関するトラブル，停電などに対する偶発事故への対策がある．

カテゴリーD 安全性（Safe）

サブカテゴリー D.3　手技

指標 D.3.1　　　診療所で行われる手技は一般的なガイドラインを遵守している．

基準 D.3.1.1　★　診療所で実施される一般的な手技のリストがある．

基準 D.3.1.2　★　臨床チームのメンバーはリストにある手技を実施するようトレーニングされている．

基準 D.3.1.3　★　診療所は手技を実施するための適切な器具と設備を有している．

基準 D.3.1.4　★　手技が必要な患者は同意書にサインする．

基準 D.3.1.5　＊　臨床チームのメンバーは手技の記録やログを保管する．

⚖ ：　法で定められている，要求されている項目（カナダ）

★ ：　ベスト・プラクティスに必要とされる項目

＊ ：　さらに質を高めるために望まれる項目

追加情報（最新のリンクは http://quality.resources.machealth.ca で確認を）

- Ministry of Health and Long-Term Care (Ontario). Bulletin 4395: Physician Supervision of Simple Office Procedures［インターネット］2014.7.9. 確認.
  下記から入手可能
  www.health.gov.on.ca/en/pro/programs/ohip/bulletins/4395/bul4395.aspx

- College of Physicians and Surgeons of Ontario. A Practical Guide for Safe and Effective Office-Based Practices［インターネット］2014.7.9. 確認.
  下記から入手可能
  www.cpso.on.ca/uploadedFiles/policies/guidelines/office/Safe-Practices.pdf

- College of Dietitians of Ontario. Controlled Act #2 - Procedure below the dermis. Resume［インターネット］2014.7.9. 確認.
  下記から入手可能
  mdguide.regulatedhealthprofessions.on.ca/why/faq/default.asp#faq01（リンク切れ）

安全性（Safe）　カテゴリー D

サブカテゴリー D.3　手技

指標 D.3.1

診療所で行われる手技は一般的なガイドラインを遵守している．

診療所には実施される手技のリストがあり，臨床チームはこれらの手技を一般的なガイドラインに基づき実施するための適切なトレーニングと器具を有している．

基準 D.3.1.1	★	診療所で実施される一般的な手技のリストがある．

　　　　　　解説・解釈
　　　　　　・管理者は診療所で実施可能な全ての手技のリストを有している．

基準 D.3.1.2	★	臨床チームのメンバーはリストにある手技を実施できるようトレーニングされている．

　　　　　　解説・解釈
　　　　　　・診療所の管理者はそれぞれの手技の実施を認められた臨床チームのメンバーリストを提示することが出来る．

基準 D.3.1.3	★	診療所は手技を実施するための適切な器具と設備を有している．

　　　　　　解説・解釈
　　　　　　・診療所は毎年（あるいはもっと頻繁に）手技に必要な器具や設備をチェックする．

基準 D.3.1.4	★	手技が必要な患者は同意書にサインする．

　　　　　　解説・解釈
　　　　　　・患者は診療所で実施できる全ての手技についての情報と選択肢を提示される．（A.6.1 も参照）．
　　　　　　・適切な手技のための同意書にサインが記載されていることが無作為に抽出したカルテによるオーディットにより証明できる．

基準 D.3.1.5	*	臨床チームのメンバーは手技の記録やログを保管する．

　　　　　　解説・解釈
　　　　　　・手技の記録やログには次のものが含まれる．
　　　　　　　　➢ 日付．
　　　　　　　　➢ 患者名．
　　　　　　　　➢ 実施された手技．
　　　　　　　　➢ 検体が病理に提出されたかどうか．
　　　　　　　　➢ 結果を受け取った日付．
　　　　　　　　➢ 患者が結果を伝えられた日付．

カテゴリーD 安全性（Safe）

サブカテゴリー D.4　鋭利物，感染性廃棄物の処分

指標 D.4.1　　診療所チームは鋭利物や感染症廃棄物を安全に処分している

基準 D.4.1.1　⚖️　感染症廃棄物は安全に保管され，その地域の規則に従って処分されている（生体由来廃棄物，血液，非生体由来廃棄物，その他の廃棄物が含まれる）．

基準 D.4.1.2　⚖️　診療所は医療用のバイオハザード・マークの付いた適切な耐穿刺性の鋭利物の廃棄物容器を所有し，鋭利物が使用される全ての場所に設置している．

基準 D.4.1.3　⚖️　診療所チームには，針刺し事故やその他の暴露についての手順／方針がある．

⚖️：　法で定められている，要求されている項目（カナダ）
★：　ベスト・プラクティスに必要とされる項目
＊：　さらに質を高めるために望まれる項目

安全性（Safe） カテゴリー D

サブカテゴリー D.4　鋭利物, 感染性廃棄物の処分

指標 D.4.1
診療所チームは鋭利物や感染症廃棄物を安全に処分している.

診療所チームは, 鋭利物と感染性廃棄物を安全に処分するためのシステムを有している.

基準 D.4.1.1 ＊ 医療廃棄物は安全に保管され, その地域の規則に従って処分されている（生体由来廃棄物, 血液, 非生体由来廃棄物, その他の廃棄物が含まれる）.

解説・解釈
- 感染性廃棄物の処分計画がある.
- 診療チームは安全に感染性廃棄物を保管している.（例えば, 密閉された戸棚の中や密封されたプラスチックの容器の中）.
- 感染性廃棄物の処理は地方の規則に従っている（全ての廃棄物は感染性廃棄物を輸送するライセンスを持った産業廃棄物処理業者によって収集され, 輸送されなければならない. この廃棄物は医療廃棄物業者との合意に従って, 包装され, 色別されるべきである）.

基準 D.4.1.2 ＊ 診療所は医療用のバイオハザード・マークの付いた適切な耐穿刺性の鋭利物の廃棄物容器を所有し, 鋭利物が使用される全ての場所に設置している.

解説・解釈
- 耐穿刺性の容器は鋭利物が使われる場所の目に見えるところに設置され, 医療用のバイオハザード・マークが表示され, 安全に設置されなければならない.
- 鋭利物の容器は子どもの手の届かないところに設置されなければならない.

基準 D.4.1.3 ＊ 診療所チームには, 針刺し事故やその他の暴露についての手順／方針がある.
- 診療所には以下の手順がある.
  - 針刺し事故の際の管理.
  - 全ての針刺し事故の記録.
  - 他の暴露についての管理.
  - 他の暴露についての記録.

追加情報（最新のリンクは http://quality.resources.machealth.ca で確認を）

- Ministry of Environment and Energy (Ontario). A Guide to Waste Audits and Reduction Workplans for Industrial, Commercial and Institutional Sectors [online 専攻論文]. Toronto: Queen's Printer for Ontario ; 2007 [2014.11.9. 確認]
  下記から入手可能
  www.albertadoctors.org/leaders-partners/quality-and-education-programs/clinical-resources/biomedical-waste

- Canadian Centre for Occupational Health and Safety. Needlestick Injuries [インターネット]. [2014.11.9. 確認]
  下記から入手可能
  www.ccohs.ca/oshanswers/diseases/needlestick_injuries.html

- Health Canada. Workplace Hazardous Materials Information System [インターネット]. [2014.11.9. 確認]
  下記から入手可能
  www.hc-sc.gc.ca/ewh-semt/occup-travail/whmis-simdut/index-eng.php

カテゴリー D　安全性（Safe）

サブカテゴリー D.5　医療機器

指標 D.5.1　　医療機器や医療資源は安全で，適切で，確実で，いつでも利用できて，管理されている．

基準 D.5.1.1　★　医療機器は安全に，適切に，確実に，使用できる状態で管理されている．

基準 D.5.1.2　★　救急医療で使用される全ての重要な医療機器は安全に使用可能で，正常に作動する状態を維持している．

⚖：　法で定められている，要求されている項目（カナダ）
★：　ベスト・プラクティスに必要とされる項目
＊：　さらに質を高めるために望まれる項目

追加情報（最新のリンクは http://quality.resources.machealth.ca で確認を）

- College of Physicians and Surgeons of Ontario. A Practical Guide for Safe and Effective Office-Based Practices
［インターネット］2014.11.8. 確認．下記から入手可能
http://www.cpso.on.ca/uploadedFiles/policies/guidelines/office/Safe-Practices.pdf

- Sempowski IP, Brison RJ. Dealing with office emergencies: Stepwise approach for family physicians. CFP
［インターネット］2014.11.8. 確認．下記から入手可能
www.cfp.ca/content/48/9/1464.abstract

- Paediatric emergency equipment and supplies: Guidelines for physician's offices. CFP
［インターネット］2014.11.8. 確認．下記から入手可能
www.ncbi.nlm.nih.gov/pmc/articles/PMC2735386/　47:797-799.

- Royal New Zealand College of General Practitioners. Aiming for Excellence ? An Assessment Tool for New Zealand General Practice. 3rd ed [online 専攻論文]. New Zealand: Royal New Zealand College of General Practitioners（RNZCGP）; 2009. Indicator B.5.1, Medical equipment and resources are available and maintained;p.46-48.［2014.11.8. 確認］. 下記から入手可能
http://www.rnzcgp.org.nz/assets/documents/CORNERSTONE-2/Aiming-for-Excellence-2009-including-record-review.pdf

- Friesen K. Ontario's Role in National Mercury Elimination and Reduction Strategy
［インターネット］. Pollution Probe;［2014.11.8. 確認］.
下記から入手可能
www.pollutionprobe.org/old_files/Reports/HgReport-March308.pdf

- Environment Canada. Risk Management Strategy for Mercury-Containing Products. CEPA EnvironmentalRegistry
［インターネット］.［2014.11.8. 確認］.
下記から入手可能
www.ec.gc.ca/ceparegistry/documents/part/Merc_RMS/Merc_RMS.cfm#4

- Environment Canada. Cleaning up small mercury spills［インターネット］2014.11.8. 確認.
下記から入手可能
www.ec.gc.ca/mercure-mercury/default.asp?lang=En&n=D2B2AD47-1

安全性（Safe） カテゴリー D

サブカテゴリー D.5　医療機器

指標 D.5.1
医療機器や医療資源は安全で，適切で，確実で，いつでも利用できて，管理されている．

診療所の医療機器は安全で，適切で，必要時にいつでも利用でき，よく管理されている．

基準 D.5.1.1　★　医療機器は安全に，適切に，確実に，使用できる状態で管理されている．

解説・解釈
- 診療所の管理者は全ての医療機器のリストを管理している．
- 医療機器について毎年オーディットが実施され機器が適切で，安全で，使用できる状態であることが確認されている．次のような基本的な医療機器をもし所有していれば，良好に機能する状態であるべきである．
  - 体温計＊．
  - 血圧計（一年以内に調整されている）．
  - 聴診器．
  - 鼻鏡，耳鏡．
  - 打腱器．
  - ピークフローメーター（大人用と小児用）．
  - 巻き尺．
  - 体重計．
  - 身長計．
  - 視力表．
  - 音叉．
  - 尿試験紙（使用期限の確認が必要）．
  - 膣鏡．
  - 胎児心音計．
  - 冷蔵庫の温度計．
  - 吸引器．
  - 処置用具（例えば，縫合，生検，子宮内器具，割礼など）．
  - （診療所での）診療や手技手順に必要となるその他の器具．
  - シリンジ，針，その他の器具は診察室では盗難に備えて見えないようになっている．

基準 D.5.1.2　★　救急医療で使用される全ての重要な医療機器は安全に使用可能で，正常に作動する状態を維持している．

解説・解釈
- 診療所の管理者は全ての救急医療で使用される医療機器のリストを管理している．
- 救急医療で使用される医療機器は 3 か月毎にオーディットが実施され，適切か，安全か，使用可能な状態か確認されている．

＊注：体温計と血圧計は水銀非使用．

カテゴリー D 安全性（Safe）

サブカテゴリー D.6　薬剤

指標 D.6.1　　診療所で使用できる薬剤は適切で、管理されており、安全でかつ維持されている

基準 D.6.1.1　★　薬剤の採用・中止のシステムがある．

基準 D.6.1.2　★　薬剤の管理、安全、維持についてのシステムがある．

基準 D.6.1.3　★　緊急時の薬剤の利用・確保のシステムがある．

追加情報（最新のリンクは http://quality.resources.machealth.ca で確認を）

- College of Physicians & Surgeons of Ontario. Peer Assessment［インターネット］．［2014.8.17.確認］．
  下記から入手可能
  www.cpso.on.ca/members/peerassessment/default.aspx?id=1944

- Sempowski IP, Brison RJ. Dealing with office emergencies: Stepwise approach for family physicians. CFP
  ［インターネット］．2002 Sept［2014.8.17.確認］．下記から入手可能
  www.cfp.ca/content/48/9/1464.abstract

- Paediatric emergency equipment and supplies: Guidelines for physician's offices. CFP
  ［インターネット］．2001 Apr［2014.8.17.確認］；下記から入手可能
  www.ncbi.nlm.nih.gov/pmc/articles/PMC2735386/ 47:797-799.

- Royal Australian College of General Practitioners National Expert Committee on Standards for General Practices. RACGP Standards for General Practices - Criterion 5.2.2 Doctor's bag, Our practice ensures that each GP has access to a doctor's bag; 2007 Jul 18［2014.8.17.確認］．下記から入手可能
  http://www.racgp.org.au/your-practice/standards/standards4thedition/

- Royal New Zealand College of General Practitioners. Aiming for Excellence - An Assessment Tool for New Zealand General Practice. 3rd ed［online 専攻文献］．New Zealand: Royal New Zealand College of General Practitioners（RNZCGP）; 2009. Indicator B.4.6, Practice security is maintained to ensure there is only authorized access to medications and pharmaceutical products; p.41.
  下記から入手可能
  http://www.rnzcgp.org.nz/assets/documents/CORNERSTONE-2/Aiming-for-Excellence-2009-including-record-review.pdf

- Royal New Zealand College of General Practitioners. Aiming for Excellence - An Assessment Tool for New Zealand General Practice. 3rd ed［online 専攻文献］．New Zealand: Royal New Zealand College of General Practitioners（RNZCGP）; 2009. Indicator B.5.1, Medical equipment and resources are available and maintained; p.47.［cited 2010 Jul 22］．下記から入手可能
  http://www.rnzcgp.org.nz/assets/documents/CORNERSTONE-2/Aiming-for-Excellence-2009-including-record-review.pdf

- College of Physicians & Surgeons of Ontario. Dispensing Drugs［インターネット］．2010［2014.8.17.確認］．
  下記から入手可能
  www.cpso.on.ca/uploadedFiles/policies/policies/policyitems/dispensing_drugs.pdf

- College of Physicians & Surgeons of Ontario. Drug Samples（Clinical Evaluation Packages）［インターネット］．2002 Mar/ Apr［2014.8.17.確認］．下記から入手可能
  http://www.cpso.on.ca/CPSO/media/uploadedfiles/dispensing_drugs.pdf

Quality Book of Tools

安全性（Safe） カテゴリー D

サブカテゴリー D.6　薬剤

指標 D.6.1
診療所で使用できる薬剤は適切で，管理されており，安全でかつ維持されている．

診療所における薬剤管理の推奨されているステップとして，権限のある人だけが使用できること，安全に保管されていること，1年に2回のオーディットがされていること，調剤記録があることが挙げられる．

基準 D.6.1.1　★　薬剤の採用・中止のシステムがある．
　解説・解釈
- 臨床チームは往診鞄の中の薬剤も含めて，診療所内外で使用する全ての薬剤の採用と中止に関して標準化した手続きを踏んでいる（個人あるいは委員会，最良の診療ガイドライン，スケジュールの見直し，新薬の採用，利用状況の見直し，有害事象が薬剤の採用・中止に与える影響，など）

基準 D.6.1.2　★　薬剤の管理，安全，維持についてのシステムがある．
　解説・解釈
- 診療所の管理者は以下を説明できる．
  - 規制薬・制限薬・処方薬を扱う権限をもっているメンバー
  - 規制薬・制限薬・処方薬とサンプル（例；鎮痛薬，催眠薬，向精神薬，その他の危険性のある薬剤）の安全な保管方法．つまり診察室などに置かない
  - 診療において保存・採用されている薬剤
  - サンプルを含めて，処方・補充された薬剤
  - 期限切れ薬剤をどのように安全に廃棄しているか
  - 権限のない人が往診カバンの中身を触れないことを保障するシステムがあるか（棚に鍵をかけて保存するか，自動車の鍵がかけられる所，または，診療所・車・家にある場合に明らかに触れられない場所に保管すべきである．鞄そのものにも施錠装置をつけるべきである）
- 診療管理の中で以下のものが作成されている
  - 1年に2回行われる全ての薬剤のオーディットの結果
  - 規制薬・制限薬・処方薬のリスト
  - 患者にいつ催眠薬，規制薬，処方薬を手渡したかの記録 - これは患者のカルテと別に催眠薬を入れた容器または薬剤棚と一緒に保管すべきである．記録には薬剤と処方された量，処方された患者，処方した医療者，処方日を記録すべきである．こうすることで，特に大きな診療所において内部の者が乱用することを予防できる．
  - 在庫を確認する為の定期的な催眠薬の数量の確認
- 診療所および訪問鞄にある薬剤の在庫を維持する責任者を指名している

基準 D.6.1.3　★　緊急時の薬剤の利用・確保のシステムがある．
　解説・解釈
- 緊急時に必須の全ての薬剤が診療所で使用できる
- 全ての緊急薬剤を確保・維持する責任者が任命されている
- 薬剤を使用した緊急事態があるたびにオーディットを行い，緊急薬剤の使用が患者のカルテに記載されていることを確認する

カテゴリーD 安全性（Safe）

サブカテゴリー D.6　薬剤

指標 D.6.2　処方マネジメント

基準 D.6.2.1　⚖　処方マネジメントのシステムがある（組織、安全性、時間外・無来院投薬、薬局との関係性を含む）．

基準 D.6.2.2　★　来院なしでの初診・再診での処方のためのシステムがある＊．

追加情報（最新のリンクは http://quality.resources.machealth.ca で確認を）

- College of Physicians & Surgeons of Ontario. Policy［インターネット］2014.8.17.確認．
  下記から入手可能
  http://www.cpso.on.ca/CPSO/media/uploadedfiles/policies/policies/policyitems/medical_records.pdf?ext=.pdf

- Ministry of Health and Long-Term Care (Ontario). MedsCheck［インターネット］. 2007［2014.8.17.確認］．
  下記から入手可能
  http://www.health.gov.on.ca/en/public/programs/drugs/medscheck/

- Narcotic Control Regulations, C.R.C., c. 1041.［2014.8.17.確認］．
  下記から入手可能
  http://laws.justice.gc.ca/en/C.R.C.-c.1041/FullText.html

- Healthy Environments and Consumer Safety Branch (Health Canada). Information Bulletin for Controlled Substances Licensed Dealers for the Regulations on Benzodiazepines and Other Targeted Substances［インターネット］. 2000 Jul 25［2014.8.17.確認］．下記から入手可能
  http://www.hc-sc.gc.ca/hc-ps/alt_formats/hecs-sesc/pdf/pubs/precurs/benzo_lic_distrib-autorises/00_101336_119_licensed_dealers-eng.pdf

- Benzodiazepines and Other Targeted Substances Regulations, SOR/2000-217.［2014.8.17.確認］．
  下記から入手可能
  http://laws-lois.justice.gc.ca/eng/regulations/SOR-2000-217/index.html
  This legislation states: "targeted substance" means
  この法律は「目的薬剤」とは以下の2つを意味すると述べている．
  （a）Schedule 1 に含まれる制限薬，あるいは
  （b）Schedule 1 に含まれる制限薬を含む合剤，あるいは製品

- Health Canada. Adverse Reaction Reporting［インターネット］．［2014.8.17.確認］．
  下記から入手可能
  www.hc-sc.gc.ca/dhp-mps/medeff/report-declaration/index-eng.php

- Ontario College of Pharmacists. Policy on Faxed Prescriptions［インターネット］. 2007 May/Jun［2014.8.17.確認］．下記から入手可能
  http://www.ocpinfo.com/regulations-standards/policies-guidelines/faxed-prescriptions/

- Winkelaar PG. Lengthy prescription refills. CFP［インターネット n］. 2002 Sept［2014.8.17.確認］．
  下記から入手可能
  www.ncbi.nlm.nih.gov/pubmed/12371302

＊注：慢性疾患で処方に変化がない場合は，来院せずとも主治医が許可を出せば処方せんを発行するシステムがある．

安全性（Safe） カテゴリーD

サブカテゴリー D.6　薬剤

指標 D.6.2

処方マネジメント

患者のために発注された薬剤が可能な限り安全な方法で処方され，管理されている．

基準 D.6.2.1　⚖️　処方マネジメントのシステムがある（組織，安全性，時間外・無来院投薬，薬局との関係性を含む）

　解説・解釈
- 診療所の管理者は，臨床チームが以下についてどうするべきか説明できる．
    - 初診・再診における処方を診療所内外，時間内・時間外で提供する方法．
    - 3つ以上の薬剤を内服している患者の処方の見直し．
    - 薬剤治療上の問題の同定と解決．
    - 薬剤有害事象をどのように同定して報告するか．
    - 薬剤相互作用の可能性があった事例を同定する方法．
    - 薬剤推奨について薬剤師とどのように連携するか．
    - 薬剤治療上の問題へどう取組んでいるかの書類で残す．
    - 権限がある者だけに処方行為が制限されているか．
    - ファックス・電子媒体・紙面を処方にどのように用いるか．
- 処方箋を診察室や患者が触れられる場所に放置していない；電子カルテ処方モジュールは患者や権限のない診療メンバーがアクセスできないようにされている．
- 1年に1回の処方に関するオーディットを行っている（初診時，再診時，ウォークインの時の処方と，無来院での処方を含む）．

基準 D.6.2.2　★　来院なしでの初診・再診での処方のためのシステムがある＊

　解説・解釈
- 診療所の管理者は以下について説明できる
    - 臨床チームが来院なしでの処方をどのように管理するか（初回処方・再診処方を含む）．
    - 不適切な電話や電子媒体による処方をどのように記録して，取り組むか．
    - 複雑な健康問題を持つ患者についての薬剤をどのように見直すか．
- 1年に1回の患者満足度調査に，初診・再診での電話処方のプロセスについての質問が含まれているか．

⚖️： 法で定められている，要求されている項目（カナダ）
★： ベスト・プラクティスに必要とされる項目
＊： さらに質を高めるために望まれる項目

＊注：慢性疾患で処方に変化がない場合は，来院せずとも主治医が許可を出せば処方せんを発行する仕組みがある．

カテゴリー D　安全性（Safe）

サブカテゴリー D.7　カルテ管理と保管

指標 D.7.1　　診療記録が安全にかつ機密を守って蓄積・ファイルされている（A.1.1 も参照）.

基準 D.7.1.1　　患者の診療記録と関連した文書（紙面・コンピューターともに）の内容は個人では閲覧できなくなっている.

安全性（Safe） カテゴリーD

サブカテゴリー D.7　カルテ管理と保管

指標 D.7.1

診療記録が安全にかつ機密を守って蓄積・ファイルされている（A.1.1 も参照）.

診療記録が機密を守って蓄積され，権限のある医療スタッフにのみ検索可能であることを保証するステップに，バックアップ用のテープ・CD の安全な保存，コンピューターのパスワード保護とロックアウト，そして IT 長期計画が含まれている.

基準 D.7.1.1　⚖　患者の診療記録と，それに関連した文書（紙面・コンピューターともに）の内容は個人では閲覧できなくなっている.

解説・解釈
- 診療記録の内容（紙面・コンピューターともに）は診療所の受付・公共スペース・カルテ保管場所にて権限の無い人からは閲覧できないようになっている.
- 個人が同定できる記録（紙面・コンピューターともに）は診察室で権限の無い人には見えないようになっている.
- 鍵をかけられないファイル（またはセキュリティのないコンピューターにあるもの）は権限の無い人には触れられないようになっている.
- 診療所の管理者は以下を説明できる.
  ➢ 紙媒体の患者の記録や関連する文書について，機密を守って保管するシステム.
  ➢ 電子カルテ・コンピューターのための IT オペレーション計画，保管，セキュリティが以下のものを含んでいる.
    ◇ IT の担当責任者.
    ◇ 権限認証とそのレベル，パスワード保護，スクリーンセーバー，ロックアウトを含む，コンピューターと電子カルテのセキュリティシステム.
    ◇ 患者のデータ，バックアップ検査，バックアップテープと CD の安全な保管についてのコンピューターのバックアップシステム.
    ◇ コンピュータの他のアプリケーションとのリンク，インターネットアクセス，ダウンロード，新しいアプリケーションのインストールへの認証といった外部保護.
  ➢ 診療所によって描かれた向こう 3 年間の IT 長期計画の管理方針.
- 1 年に 1 回のオーディットが安全で機密を守った記録保持について行われているか（紙媒体，コンピューター共に）.

⚖：　法で定められている，要求されている項目（カナダ）
★：　ベスト・プラクティスに必要とされる項目
＊：　さらに質を高めるために望まれる項目

追加情報（最新のリンクは http://quality.resources.machealth.ca で確認を）

- College of Physicians & Surgeons of Ontario. Medical Records ［インターネット］. 2006 Mar/Apr ［2014.8.17. 確認］. 下記から入手可能
  www.cpso.on.ca/policies/policies/default.aspx?id=1686

カテゴリー D　安全性（Safe）

サブカテゴリー D.7　カルテ管理と保管

指標 D.7.2　　診療記録は質の高い患者ケアの提供に必要な全ての情報を含んでいる．

基準 D.7.2.1	⚖	患者の外来予約日誌がある．
基準 D.7.2.2	⚖	各々の患者の診療記録が最良の診療ガイドラインと CPSO（略語集 38 ページ参照）ガイドラインの基準に見合っている．
基準 D.7.2.3	★	各々の患者の診療記録には累積患者プロファイルが記載されている．
基準 D.7.2.4	★	電話での会話が診療記録に記載されている．
基準 D.7.2.5	★	患者に対する受診勧奨*，結果の通知，紹介，その他の連絡した記録が，診療記録に書かれている．
基準 D.7.2.6	★	診療所外や時間外の臨床マネジメントにおける意思決定も記録されている．
基準 D.7.2.7	★	年に2回，診療記録についてのオーディットを実施している．

＊注：受診勧奨；患者に対し電話などで受診を促す連絡をすること

追加情報（最新のリンクは http://quality.resources.machealth.ca で確認を）

- College of Physicians & Surgeons of Ontario. Medical Records［インターネット］．2006 Mar/Apr［2014.8.17. 確認］．
  下記から入手可能
  www.cpso.on.ca/policies/policies/default.aspx?id=1686

- College of Nurses of Ontario. Practice Guideline: Telepractice［インターネット］．2009［2014.8.17. 確認］．
  下記から入手可能
  www.cno.org/Global/docs/prac/41041_telephone.pdf

- Smith PC, Araya-Guerra R, Bublitz C, Parnes B, Dickinson LM, Van Vorst R, Westfall JM, Pace WD. MissingClinical Information During Primary Care Visits. JAMA［インターネット］．2005 Feb 2;293:565-571［2014.8.17. 確認］．
  下記から入手可能
  http://jama.ama-assn.org/cgi/content/abstract/293/5/565

安全性（Safe） カテゴリーD

サブカテゴリー D.7　カルテ管理と保管

指標 D.7.2
診療記録は質の高い患者ケアの提供に必要な全ての情報を含んでいる．

患者の診療記録には累積患者プロファイル（CPP），プロブレムと薬剤の最新のリスト，電話での会話，臨床的意思決定，そして患者とそのケアに必要なその他の全ての情報が，最良の診療ガイドライン，法律，ローカルな基準に沿って，含まれているべきである．

基準 D.7.2.1 ⚖️　患者の外来予約日誌がある．
解説・解釈
- 全ての専門職による患者との面接が毎日の外来予約日誌に記録されている．
- 来院しなかった予約患者を記録してフォローアップするシステムがある．

基準 D.7.2.2 ⚖️　各々の患者の診療記録が最良の診療ガイドラインとCPSO（略語集38ページ参照）ガイドラインの基準に見合っている．
解説・解釈
- 各外来診察の記録に，病歴，身体診察，仮診断，治療計画（投薬意思決定を含む）が記載されている．

基準 D.7.2.3 ★　各々の患者の診療記録には累積患者プロファイル（CPP）が記載されている．
解説・解釈
- 各々の患者の記録に累積した，かつ最新のプロブレムリストがある．
- 各々の患者の記録に累積した，かつ最新の薬剤リストがある．
- カルテの中に，薬剤アレルギーと薬剤の有害事象を記載する，決められた箇所がある．

基準 D.7.2.4 ★　電話での会話が診療記録に記載されている．
解説・解釈
- 各々の電話での会話は管理されており，臨床的プランが記録されている．

基準 D.7.2.5 ★　患者の受診勧奨，結果の通知，紹介やその他の連絡した記録が，診療記録に書かれている．
解説・解釈
- 患者の受診勧奨*，結果の通知，紹介やその他患者に連絡した時の情報がカルテに記載され，サインされている．

基準 D.7.2.6 ★　診療所外や時間外の臨床マネジメントにおける意思決定が記録されている．
解説・解釈
- 診療所外，時間外に行われた意思決定が記録されており，当事者以外にも情報が共有されている．

基準 D.7.2.7 ★　年2回，診療記録についてのオーディットを実施している．
解説・解釈
- 1年に2回実施する患者の診療記録のオーディットには以下の内容を含んでいる．
  - ➢ 診療記録のランダムな選択であること．
  - ➢ 診療／ケアの提供者向けのCPSO［略語集38ページ参照］または管理局のガイドラインにそって作成されたプログラムの要約と変更履歴．
  - ➢ 文字の読みやすさ．
  - ➢ 電話での会話の管理と記録．
  - ➢ 診療所外と時間外の記録のレビュー．

カテゴリー D　安全性（Safe）

サブカテゴリー D.7　カルテ管理と保管

指標 D.7.3　　患者の検査結果と医学的レポートを追跡し，管理するシステムがある．

基準 D.7.3.1　⚖　診療所チームは患者の検査結果，医学的レポートを追跡して管理しており，患者にその結果を通知している．

基準 D.7.3.2　⚖　診療所チームは，全ての検査結果や他のレポートが，診療所チームの適切なメンバー，つまりその検査をオーダーした者，あるいは指名された代理の人（代診医，同僚，ナースプラクティショナー）が確認し，それに基づいて行動できるよう保証している．

追加情報（最新のリンクは http://quality.resources.machealth.ca で確認を）

- Canadian Hypertension Society. Home ［インターネット］2014.9.26. 確認.
  下記から入手可能
  www.hypertension.ca

- Stanford School of Medicine. Stanford Self-Management Programs ［インターネット］2014.9.26. 確認.
  下記から入手可能
  http://patienteducation.stanford.edu/programs/

安全性（Safe） カテゴリーD

サブカテゴリー D.7　カルテ管理と保管

指標 D.7.3
患者の検査結果と医学的レポートを追跡し，管理するシステムがある．

診療所には検査結果と医学的レポートを管理する効率的なシステムがある。それは紛失した検査結果のフォローアップや患者への通知も含んでいる．

基準 D.7.3.1　診療所チームは患者の検査結果，専門医からの返信を追跡して管理している；紛失した結果のフォローアップも行い，患者に対する結果の通知まで行っている．

解説・解釈
- 以下のシステムがある．
  - 患者の検査結果，専門医からの返信を追跡し，管理するシステム．
  - 患者に検査結果，報告を伝えるシステム．
- 不備があったり，検査結果を紛失したりした時，それが患者の責任であったときも含めて，フォローアップするシステム．
- 異常な検査結果をフォローアップするシステム．

基準 D.7.3.2　診療所チームは全ての検査結果や他のレポートが，診療チームの適切なメンバー，つまりその検査をオーダーした者あるいは，指名された代理の人（代診医，同僚，ナースプラクティショナー）が確認し，それに基づいて行動できるよう保証している．

解説・解釈
- 診療所の管理者は以下を説明できる．
  - 戻ってくる全ての検査結果と医学的レポートを確認し，見直し，それに基づいて行動するためのシステム．
  - 診療所チームがどのように紛失した検査結果・レポートについてフォローするか．
  - 異常な結果がどのようにして，適切な医療提供者に伝わるようにするか．
- 診療所の管理者は以下を明確にできる．
  - 戻ってくる検査結果・レポートにもとづいて行動する責任がある人．
  - もし当初検査をオーダーした人がいない場合に，検査結果・レポートを処理する代理の医療提供者．

カテゴリーD 安全性（Safe）

サブカテゴリー D.8　インシデントレポート

指標 D.8.1　　　重大なあるいは重大な可能性があった有害事象を同定して検討するインシデントレポートのシステムがある．

基準 D.8.1.1　　＊　有害インシデントレポートシステムがある．

基準 D.8.1.2　　＊　死亡事例のレビューのシステムがある．

安全性（Safe）　カテゴリーD

サブカテゴリー D.8　インシデントレポート

指標 D.8.1

重大なあるいは重大な可能性があった有害事象を同定して検討するインシデントレポートのシステムがある．

インシデントレポートと管理のシステムにより，有害事象，エラー，ヒヤリハットなどを同定して検討している．

基準 D.8.1.1　　＊　　有害インシデントレポートシステムがある．

　　解説・解釈
　　・診療所で有害インシデントを見直している．
　　・診療所は過去2年間に報告された全ての有害インシデントを見直し，取るべきフォローアップの行動を記述している．

基準 D.8.1.2　⚖　死亡事例のレビューのシステムがある．

　　解説・解釈
　　・診療所の管理者は．
　　　➤ 過去2年間における全ての死亡患者のリストを作成している．
　　　➤ それぞれの死亡例をどのようにレビューしていて、レビューの結果どのようなフォローアップを行っているかについて記述している．

⚖：　法で定められている，要求されている項目（カナダ）
★：　ベスト・プラクティスに必要とされる項目
＊：　さらに質を高めるために望まれる項目

追加情報（最新のリンクは http://quality.resources.machealth.ca で確認を）

- Yaffe MJ, Gupta G, Still S, Boillat M, Russillo B, Schiff B, Sproule D. Morbidity and mortality audits: "How to" for family practice. CFP［インターネット］．2005 Feb［2014.11.9. 確認］．
  下記から入手可能
  www.ncbi.nlm.nih.gov/pubmed/15751567

カテゴリー E 効果的な診療 (Effective Clinical Practice)

カテゴリー E　効果的な診療

　　このカテゴリーの指標は，患者がエビデンスに基づいた最良の診療ガイドラインを基礎とした良質なケアを受けることを保証するためのステップを推奨する．これらは生活習慣と予防，予防接種，スクリーニングとサーベイランス，ライフサイクルのマネージメント，性の健康，家庭内暴力，慢性疾患のマネージメント，緩和ケアにおける臨床アウトカムが含まれる．

　　The Institute of Medicine（IOM；米国医学研究所）は効果的であるということを以下のように定義している．"科学的知見に基づいたサービスを益のある全ての人に届け，益のない人に届くことを慎むこと（それぞれ過小や過剰を避けるということ）である．"

　　The Ontario Health Quality Council も以下のように表現している．"国民は効果的で最良の科学的情報に基づくケアを受けるべきである．"

カテゴリーEは9つのサブカテゴリーと27の指標からなる

サブカテゴリー E.1　生活習慣と予防

指標 E.1.1
禁煙
　診療所チームはエビデンスに基づいた禁煙を支援するアプローチを用い，その進捗を追跡する．

指標 E.1.2
アルコール
　飲酒やアルコール乱用の問題を抱えている患者を支援するために診療所で推奨される方法として，スクリーニングツール，カウンセリング，薬物療法，地域のプログラムへの紹介がある．

指標 E.1.3
食事と運動
　食事と運動について患者を支援するために診療所で推奨される方法として，薬物療法についての定期的な評価，地域リソースへの紹介，BMIや腹囲の記録がある．

サブカテゴリー E.2　予防接種

指標 E.2.1
乳児・幼児・思春期の児童への予防接種
　診療所チームは，乳児・幼児・思春期の児童への予防接種に関する州のガイドラインに従っている．それは，保健所の担当部門への定期的な更新情報の提供や副反応の報告を含む．

指標 E.2.2
成人への予防接種
　診療所チームは，成人への予防接種に関する州のガイドラインに従っている．それは，Health Canadaへの副反応の報告を含む．

サブカテゴリー E.3　サーベイランスとスクリーニング

指標 E.3.1
大腸・直腸癌のスクリーニング
　診療所チームは大腸・直腸癌の早期発見のためのスクリーニング，サーベイランス，検査勧奨のための州のガイドラインに適合している．

指標 E.3.2
子宮頸癌のスクリーニング
　診療所チームは子宮頸癌の早期発見のためのスクリーニング，サーベイランス，そして検査勧奨のための州のガイドラインに適合している．

指標 E.3.3
乳癌のスクリーニング
　診療所チームは乳癌の早期発見のためのスクリーニング，サーベイランス，そして検査勧奨のための州のガイドラインに適合している．

サブカテゴリー E.4　ライフサイクルのマネージメント

指標 E.4.1
乳幼児ケア
　診療所チームは州の乳幼児ケアのための最良の診療ガイドラインに適合している．

指標 E.4.2
思春期のケア
　診療所チームは性の健康，予防接種，処方管理，児童相談所への紹介を含む，思春期ケアを支援するための最良の診療ガイドラインに適合している．

指標 E.4.3
妊産婦ケア
　診療所チームは出生前スクリーニングおよび他のケア提供者への紹介を含む妊産婦ケアのための州の最良の診療ガイドラインに適合している．

指標 E.4.4
成人のケア
　診療所チームは男性・女性双方のケアについて最良

効果的な診療（Effective Clinical Practice） カテゴリー E

の診療ガイドラインに適合している．

指標 E.4.5
虚弱高齢者のケア

診療所チームはリスクの高い虚弱高齢者の同定，認知機能の評価，ならびに薬剤評価を含む虚弱高齢者ケアのための最良のガイドラインに適合している．

サブカテゴリー E.5　性の健康

指標 E.5.1
性の健康

性の健康ケアの提供には，HIV/AIDS と性感染症の検査やフォロー，そして家族計画が含まれる．

サブカテゴリー E.6　家庭内暴力

指標 E.6.1
家庭内暴力

診療所チームは家庭内暴力の被害者とされる患者に対し，ふだんからスクリーニング，マネジメント，フォローを行っている．

サブカテゴリー E.7　慢性疾患のマネージメント

指標 E.7.1
メンタルヘルス

精神障害を持つ者のケアに対する最良の診療ガイドラインは，定期的な薬剤の評価と，精神科医とその他のメンタルヘルス専門家との併診を含んでいる．

指標 E.7.2
糖尿病

糖尿病患者のスクリーニングとケアの計画は，糖尿病専門医とその他の医療従事者との併診と，患者の検査結果やその他のベンチマークを記載した定期的な診療録のアップデートを含んでいる．

指標 E.7.3
高血圧

臨床チームは高血圧患者に対し最良の診療ガイドラインを用いている．それは定期的な薬剤の評価も含む．

指標 E.7.4
冠動脈疾患の二次予防

医療チームは冠動脈疾患患者に対し最良の診療ガイドラインに適合している．それは定期的な薬剤の評価と毎年のケアのオーディットを含む．

指標 E.7.5
脳卒中，一過性脳虚血発作（TIA）

脳卒中，TIA の患者への最良の診療ガイドラインは，ケアマネジメントのシステム，定期的な薬剤の評価，毎年の患者の診療録のオーディットといった内容が含まれる．

指標 E.7.6
気管支喘息

気管支喘息患者への最良の診療ガイドラインは，ケアマネジメントのシステム，定期的な薬剤の評価，生活習慣改善のアドバイスといった内容が含まれる．

指標 E.7.7
COPD

COPD の患者へ推奨されるマネジメントは，専門医との併診，薬剤の評価，生活習慣改善のアドバイスといった内容が含まれる．

指標 E.7.8
甲状腺機能低下症

甲状腺機能低下症の患者への推奨されるマネジメントは，専門家との併診，定期的な薬剤の評価といった内容が含まれる．

指標 E.7.9
てんかん

てんかんの患者への推奨されるマネジメントは，専門家との併診，定期的な薬剤の評価，毎年の診療録のオーディットといった内容が含まれる．

指標 E.7.10
癌

癌の患者への最良の診療ガイドラインは専門家との併診，薬剤の評価，診断と現在の治療とアフターケアについて注意深く記録することが含まれる．

サブカテゴリー E.8　緩和ケア

指標 E.8.1
緩和ケア

緩和ケア患者への推奨されるマネジメントは，紹介や併診のシステムと，定期的な薬剤の評価といった内容が含まれる．

サブカテゴリー E.9　オープン指標

指標 E.9.1
オープン指標

この名称のついていない指標は，診療所チームが診療の上で重要，かつ関連がある他の臨床問題の指標に応用できるフレームワークとして適応，活用できるものである．

カテゴリーE 効果的な診療（Effective Clinical Practice）

サブカテゴリー E.1　生活習慣と予防

指標 E.1.1　　　禁煙

基準 E.1.1.1　★　診療所チームはエビデンスに基づいた禁煙のアプローチを行っている．

基準 E.1.1.2　＊　禁煙の薬物療法について定期的に評価している．

基準 E.1.1.3　＊　診療所チームは喫煙患者のセルフケアを支援している

⚖️：　法で定められている，要求されている項目（カナダ）
★：　ベスト・プラクティスに必要とされる項目
＊：　さらに質を高めるために望まれる項目

効果的な診療（Effective Clinical Practice）　カテゴリーE

サブカテゴリー E.1　生活習慣と予防

指標 E.1.1

禁煙

診療所チームはエビデンスに基づいた禁煙を支援するアプローチを用い，その進捗を追跡する．

基準 E.1.1.1　★　診療所チームはエビデンスに基づいた禁煙のアプローチを行っている．

解説・解釈
- 患者の喫煙状況や患者への助言またはカウンセリングが診療録に記載されている．また，アラート機能がコンピューターシステムに組み込まれている．
- 診療所は全ての患者の喫煙状況についての更新されたリストを有している．
- 毎年実施しているオーディットでは禁煙アプローチの成功を追跡している．
- 患者満足度調査において禁煙アプローチを評価している．

基準 E.1.1.2　＊　禁煙の薬物療法について定期的に評価している．

解説・解釈
- 診療所管理者は禁煙についての処方や，処方せんの必要ない薬物の使用を再評価・追跡している．

基準 E.1.1.3　＊　診療所チームは喫煙患者のセルフケアを支援している．

解説・解釈
- 診療所は患者が地域の禁煙プログラムを見つけたりウェブサイト，パンフレット，フリーダイヤルの相談窓口などを利用したりする手助けをしている．

追加情報（最新のリンクは http://quality.resources.machealth.ca で確認を）

- Clinical Tobacco Intervention（OMA）．Home
  ［インターネット］2014.8.31. 確認．
  下記から入手可能
  https://knowledgex.camh.net/primary_care/toolkits/addiction_toolkit/smoking/Pages/tools_resources.aspx）

- Stead LF, Bergson G, Lancaster T. Physician advice for smoking cessation. Cochrane Database of Systematic Reviews ［インターネット］2014.8.31. 確認．
  下記から入手可能
  http://www.thecochranelibrary.com/userfiles/ccoch/file/World% 20No% 20Tobacco% 20Day/CD000165.pdf）

- Canadian Cancer Society. Smokers' Helpline
  ［インターネット］2014.8.31. 確認．
  下記から入手可能
  www.smokershelpline.ca/?gcild=CKGxtLiZu6ACFVk65QodZXU1Sg

カテゴリー E　効果的な診療（Effective Clinical Practice）

サブカテゴリー E.1　生活習慣と予防

指標 E.1.2　　　　アルコール

基準 E.1.2.1　★　診療所チームはエビデンスに基づいたアルコール多飲へのアプローチを行っている．

基準 E.1.2.2　＊　断酒の薬物療法について定期的に評価している．

基準 E.1.2.3　＊　診療所チームはアルコール乱用患者のセルフケアを支援している．

- ⚖：　法で定められている，要求されている項目（カナダ）
- ★：　ベスト・プラクティスに必要とされる項目
- ＊：　さらに質を高めるために望まれる項目

追加情報（最新のリンクは http://quality.resources.machealth.ca で確認を）

- Ministry of Health and Long-Term Care (Ontario). Alcohol and Substance Abuse Prevention-The FOCUS Community Program ［インターネット］2014.8.31. 確認．
  下記から入手可能
  http://www.health.gov.on.ca/en/public/publications/hpromo/hpromo.aspx）

- Minozzi S, Amato L, Vecchi S, Davoli M. Anticonvulsants for alcohol withdrawal. Cochrane Database of Systematic Reviews ［インターネット］2010 ［2014.8.31. 確認］．
  下記から Abstract のみ入手可能
  www.mrw.interscience.wiley.com/cochrane/clsysrev/articles/CD005064/frame.html
  Art. No.: CD005064. DOI: 10.1002/14651858.CD005064.pub3.

- Amato L, Minozzi S, Vecchi S, Davoli M. Benzodiazepines for alcohol withdrawal. Cochrane Database of Systematic Reviews ［インターネット］2010 ［2014.8.31. 確認］．
  下記から Abstract のみ入手可能
  www.mrw.interscience.wiley.com/cochrane/clsysrev/articles/CD005063/frame.html
  Art. No.: CD005063. DOI: 10.1002/14651858.CD005063.pub3.

- Scottish Intercollegiate Guidelines Network. The management of harmful drinking and alcohol dependence in primary care: A national clinical guideline ［インターネット］．2003 Sept ［2014.8.31. 確認］．
  下記から入手可能
  www.sign.ac.uk/pdf/sign74.pdf

- Alcoholics Anonymous Canada. The A.A. Preamble
  ［インターネット］2014.8.31. 確認．
  下記から入手可能
  www.aacanada.com

効果的な診療（Effective Clinical Practice） カテゴリー E

サブカテゴリー E.1　生活習慣と予防

指標 E.1.2
アルコール

飲酒やアルコール乱用の問題を抱えている患者を支援するために診療所で推奨される方法として，スクリーニングツール，カウンセリング，薬物療法，地域のプログラムへの紹介がある．

基準 E.1.2.1　★　診療所チームはエビデンスに基づいたアルコール多飲へのアプローチを行っている．

　　解説・解釈
- アラート機能，スクリーニング，簡潔な助言や網羅的な助言，カウンセリングなど，飲酒／アルコール乱用の問題を抱える患者へのエビデンスに基づいたアプローチを行っている．そしてそれを診療録に記録している．
- 診療所の管理者は下記を作成できる．
  ➢ 全てのアルコール多飲患者についての更新されたリスト．
  ➢ 節酒アプローチの成功を追跡する毎年のオーディット．
  ➢ 節酒アプローチを評価する患者満足度調査．

基準 E.1.2.2　＊　断酒の薬物療法についての評価が定期的にされている．

　　解説・解釈
- 診療所は，離脱症状や禁酒のための処方を再評価・追跡している．

基準 E.1.2.3　＊　診療所チームはアルコール乱用患者のセルフケアを支援している．

　　解説・解釈
- 患者は地域の節酒プログラムへ紹介され，またウェブサイト，パンフレット，フリーダイヤルの相談窓口等へのアクセス方法を伝えられている．
- 節酒についての情報が患者に提供されている．

カテゴリー E 効果的な診療（Effective Clinical Practice）

サブカテゴリー E.1　生活習慣と予防

指標 E.1.3　　食事と運動

基準 E.1.3.1　★　診療所チームはエビデンスに基づいた食事と運動へのアプローチを行っている．

基準 E.1.3.2　＊　減量の薬物療法について定期的に評価している．

基準 E.1.3.3　＊　診療所チームは食事や運動のセルフケアを支援している．

⚖：　法で定められている，要求されている項目（カナダ）
★：　ベスト・プラクティスに必要とされる項目
＊：　さらに質を高めるために望まれる項目

効果的な診療（Effective Clinical Practice） カテゴリーE

サブカテゴリー E.1　生活習慣と予防

指標 E.1.3
食事と運動

食事と運動について患者を支援するために診療所で推奨される方法として，薬物療法についての定期的な評価，地域リソースへの紹介，BMIや腹囲の記録がある．

基準 E.1.3.1　★　診療所チームはエビデンスに基づいた食事と運動へのアプローチを行っている．
　解説・解釈
　・食事や運動を推奨するためのエビデンスに基づいたアプローチを行っている．定期的な身体活動や助言は，BMIや腹囲と合わせて，診療録に記録されている．
　・BMIまたは腹囲が上昇または低下した全ての患者についての更新されたリストがある．

基準 E.1.3.2　＊　減量の薬物療法について定期的に評価している．
　解説・解釈
　・診療所の管理者は抗肥満薬や摂食障害への投薬について再評価や追跡をしている．

基準 E.1.3.3　＊　診療所チームは食事や運動のセルフケアを支援している．
　解説・解釈
　・患者は地域の栄養士や食事・運動プログラムへ紹介され，またウェブサイト，パンフレット，フリーダイヤルの相談窓口などへのアクセス方法が伝えられている．

追加情報（最新のリンクは http://quality.resources.machealth.ca で確認を）

- Shaw KA, Gennat HC, O'Rourke P, Del Mar C. Exercise for overweight or obesity. Cochrane Database of Systematic Reviews ［インターネット］2014.8.31. 確認.
  下記から Abstract のみ入手可能
  www.mrw.interscience.wiley.com/cochrane/clsysrev/articles/CD003817/frame.html
  Art. No.: CD003817. DOI: 10.1002/14651858.CD003817.pub3.

- Padwal RS, Rucker D, Li SK, Curioni C, Lau DCW. Long-term pharmacotherapy for obesity and overweight. Cochrane Database of Systematic Reviews ［インターネット］2003［2014.8.31. 確認］.
  下記から Abstract のみ入手可能
  www.mrw.interscience.wiley.com/cochrane/clsysrev/articles/CD004094/frame.html
  Art. No.: CD004094. DOI: 10.1002/14651858.CD004094.pub2.

- Stanford School of Medicine. Stanford Self-Management Programs
  ［インターネット］2014.8.31. 確認．下記から入手可能
  http://patienteducation.stanford.edu/programs/

- Lau D.C.W., Douketis J.D., Morrison K.M., Hramiak I.M., Sharma A.M., Ur E., for members of the Obesity Canada Clinical Practice Guidelines Expert Panel. 2006 Canadian clinical practice guidelines on the management and prevention of obesity in adults and children［summary］.［インターネット］. 2007［2014.8.31. 確認］
  下記から入手可能
  www.cmaj.ca/cgi/data/176/8/S1/DC1/1 CMAJ 2007;176(8). doi:10.1503/cmaj.061409.

カテゴリー E 効果的な診療（Effective Clinical Practice）

サブカテゴリー E.2　予防接種

指標 E.2.1　　　乳児・幼児・思春期の児童への予防接種

基準 E.2.1.1　★　診療所チームは，乳児・幼児・思春期の児童への予防接種についての州のガイドラインに従っている．

基準 E.2.1.2　★　臨床チームは予防接種の副反応を報告している．

　⚖：　法で定められている，要求されている項目（カナダ）
　★：　ベスト・プラクティスに必要とされる項目
　＊：　さらに質を高めるために望まれる項目

効果的な診療 (Effective Clinical Practice) カテゴリー E

サブカテゴリー E.2 予防接種

指標 E.2.1
乳児・幼児・思春期の児童への予防接種

診療所のチームは，乳児・幼児・思春期の児童への予防接種についての州のガイドラインに従っている．それは，保健所の担当部門への定期的な更新情報の提供や副反応の報告を含む．

基準 E.2.1.1 ★ 診療所チームは，乳児・幼児・思春期の児童への予防接種に関する州のガイドラインに従っている．

解説・解釈
- 診療所には乳児・幼児・思春期の児童へ予防接種を行う仕組みがある．
- 診療所は乳児・幼児・思春期の児童の予防接種に関して保健所の担当部門へ定期的に更新情報を提供している．
- 診療所の管理者は下記を作成している．
  - 乳児・幼児・思春期の児童の予防接種サーベイランスや予防接種対象の受診勧奨リスト．
  - 7歳までに必要とされる全ての予防接種を行った小児の割合．
  - 14～16歳までに必要とされる全ての予防接種を行った小児の割合．
  - HPVワクチンについての情報提供がなされ，ワクチンを接種した，または拒否した女子・婦人の割合．

基準 E.2.1.2 ★ 診療チームは予防接種についての副反応を報告している．

解説・解釈
- 予防接種に関する全ての副反応を記録し，それらを Health Canada へ報告するシステムがある．

追加情報（最新のリンクは http://quality.resources.machealth.ca で確認を）

- Public Health Agency of Canada. Canadian Immunization Guide. 7th ed ［online 専攻論文］. Ottawa: Public Health Agency of Canada; 2006 ［2014.8.31. 確認］. 下記から入手可能
  www.phac-aspc.gc.ca/publicat/cig-gci/

- Niagara Regional.Vaccinations and Immunizations ［インターネット］2014.8.31. 確認.
  下記から入手可能
  www.regional.niagara.on.ca/living/health_wellness/disease-prevent/default.aspx

- Ministry of Health & Long-Term Care（Ontario）. Publicly Funded Immunization Schedules for Ontario- January 2009 ［インターネット］2014.8.31. 確認. 下記から入手可能
  http://www.health.gov.on.ca/en/pro/programs/immunization/resources.aspx）

- Ministry of Health & Long-Term Care（Ontario）. Immunization: Patient Fact Sheets
  ［インターネット］2014.8.31. 確認. 下記から入手可能
  http://www.health.gov.on.ca/en/pro/programs/immunization/resources.aspx

- Ministry of Health & Long-Term Care（Ontario）. Immunization Provider Information Package
  ［インターネット］. 2014.8.31. 確認. 下記から入手可能
  http://www.health.gov.on.ca/english/providers/program/immun/provinfo_pack.html

- Health Canada. MedEffectTM Canada - Adverse Reaction Database and On-line reporting
  ［インターネット］2014.8.31. 確認. 下記から入手可能
  www.hc-sc.gc.ca/dhp-mps/medeff/databasdon/index-eng.php

カテゴリー E　効果的な診療（Effective Clinical Practice）

サブカテゴリー E.2　予防接種

指標 E.2.2　　成人への予防接種

基準 E.2.2.1　★　診療所チームは，成人への予防接種についての州のガイドラインに従っている．

基準 E.2.2.2　★　臨床チームは予防接種の副反応を報告している．

⚖：　法で定められている，要求されている項目（カナダ）
★：　ベスト・プラクティスに必要とされる項目
＊：　さらに質を高めるために望まれる項目

効果的な診療（Effective Clinical Practice） カテゴリーE

サブカテゴリー E.2　予防接種

指標 E.2.2
成人への予防接種

診療所チームは，成人への予防接種に関する州のガイドラインに従っている．それは，Health Canada への副反応の報告を含む．

基準 E.2.2.1　★　診療所チームは，成人への予防接種に関する州のガイドラインに従っている．

解説・解釈
- 診療所の管理者は下記を説明できる
  - 州の新たなガイドラインと照らし合わせて診療所の予防接種実施方法を再評価するシステム．
  - 妊娠前に予防接種が必要とされる女性へ，妊娠前のそれを提示するシステム．
- 診療所の管理者は下記を作成している．
  - 成人の予防接種サーベイランスや受診勧奨リスト．
  - 必要な予防接種を全て施行している成人の割合．
  - インフルエンザワクチンと肺炎球菌ワクチンの予防接種を提示され，ワクチンを接種した，または拒否した 65 歳以上の成人の割合
  - 風疹に対する免疫を獲得した出産可能年齢の女性の割合．

基準 E.2.2.2　★　診療所チームは予防接種の副反応を報告している．

解説・解釈
- 予防接種に関する全ての副反応を記録し，それらを Health Canada へ報告するシステムがある．

追加情報（最新のリンクは http://quality.resources.machealth.ca で確認を）

- Ministry of Health & Long-Term Care（Ontario）. Publicly Funded Immunization Schedules for Ontario - January 2009 ［インターネット］2014.8.31. 確認．
  下記から入手可能
  www.health.gov.on.ca/english/providers/program/immun/pdf/schedule.pdf
- Niagara Regional. Immunization for Adults ［インターネット］2014.8.31. 確認
  下記から入手可能
  www.immunize.ca
- Center for Disease Control and Prevention（US）Recommended Adult Immunization Schedule - United States, 2010 ［インターネット］2014.8.31. 確認
  下記から入手可能
  http://www.aafp.org/dam/AAFP/documents/patient_care/immunizations/adult-immunization-schedule.pdf）
- Public Health Agency of Canada. Human Papilloma Virus（HPV）Prevention and HPV Vaccine: Questions and Answers ［インターネット］2014.8.31. 確認　下記から入手可能
  www.phac-aspc.gc.ca/std-mts/hpv-vph/hpv-vph-vaccine-eng.php
- Public Health Agency of Canada. Canadian Immunization Guide. 7th ed ［online 専攻論文］. Ottawa: Public Health Agency of Canada; 2006. Part 4 Active Immunizing Agents, Pneumococcal Vaccine. ［2014.8.31. 確認］
  下記から入手可能
  www.phac-aspc.gc.ca/publicat/cig-gci/p04-pneu-eng.php
- Merck Frosst Canada Ltd. Consumer Information - Pneumovax? 23
  ［インターネット］2014.8.31. 確認．
  下記から入手可能
  www.merck.ca/assets/en/pdf/products/ci/PNEUMOVAX_23-CI_E.pdf

カテゴリー E　効果的な診療（Effective Clinical Practice）

サブカテゴリー E.3　サーベイランスとスクリーニング

指標 E.3.1　　　大腸・直腸癌のスクリーニング

基準 E.3.1.1　★　大腸癌チェックプログラム：診療所チームはこのプログラムに加入している 50 〜 74 歳の対象患者の割合を報告することができる．

基準 E.3.1.2　★　スクリーニング割合：診療所チームは最近 2 年以内に便潜血検査を受けた 50 〜 74 歳の対象患者の割合を報告することができる．

基準 E.3.1.3　★　紹介のタイミング：診療所チームは便潜血検査が陽性の患者のうち，その結果が伝えられ，2 週間以内に大腸内視鏡へ紹介するためのフォローアップを受けたものの割合を報告することができる．

基準 E.3.1.4　★　家族歴：診療所チームは大腸・直腸癌の家族歴をもつ患者のリストを持っている．

基準 E.3.1.5　★　過剰スクリーニングの割合：診療チームは過去 2 年間に 2 回以上便潜血検査を受けた 50 〜 74 歳の患者の割合を報告することができる．

追加情報（最新のリンクは http://quality.resources.machealth.ca で確認を）

- Ministry of Health & Long-Term Care. ColonCancerCheck［インターネット］2014.8.20. 確認．下記から入手可能
  http://coloncancercheck.ca/

効果的な診療（Effective Clinical Practice）　カテゴリー E

サブカテゴリー E.3　サーベイランスとスクリーニング

指標 E.3.1
大腸・直腸癌のスクリーニング

診療所チームは大腸・直腸癌の早期発見のためのスクリーニング，サーベイランス，検査勧奨のための州のガイドラインに適合している．

基準 E.3.1.1　★　大腸癌チェックプログラム：診療所チームはこのプログラムに加入している50〜74歳の対象患者の割合を報告することができる．

解説・解釈
- 便潜血検査の対象（家族歴も含む）となる全ての患者に対して，大腸癌のスクリーニング，サーベイランス，検査勧奨のシステムがある．
- 大腸癌チェックプログラム＊に加入している全ての対象患者のリストがある．

基準 E.3.1.2　★　スクリーニング割合：診療所チームは最近2年以内に便潜血検査を受けた50〜74歳の対象患者の割合を報告することができる．

解説・解釈
- 診療所の管理者は便潜血検査を受けたことがある対象患者の割合を報告することができる．
- スクリーニングに関する毎年のオーディットの結果と改善案を報告することができる．

基準 E.3.1.3　★　紹介のタイミング：診療所チームは便潜血検査が陽性の患者のうち，その結果が伝えられ，2週間以内に大腸内視鏡検査へ紹介するためのフォローアップを受けたものの割合を報告することができる．
- 診療所には全ての便潜血検査の結果をフォローアップするシステムがある．
- 便潜血検査の結果を全ての対象患者に知らせている．
- 診療所は便潜血検査陽性の50〜74歳の患者のうち，結果の通知を受け，2週間以内に大腸内視鏡検査へのフォローアップを受けたものの割合を報告することができる．

基準 E.3.1.4　★　家族歴：診療所チームは大腸・直腸癌の家族歴をもつ患者のリストを持っている．
- 診療所の管理者は一親等以内に大腸・直腸癌の家族歴を持つ患者のリストを作成することができる．

基準 E.3.1.5　★　過剰スクリーニングの割合：診療所チームは過去2年間に2回以上便潜血検査を受けたことがある50〜74歳の患者の割合を報告することができる．
- 過去2年間に便潜血検査を2回以上受けた患者のリストを持ち，その数を減らすための計画がある．

＊注：2008年にカナダで始まった集団大腸癌スクリーニングプログラム．

カテゴリー E　効果的な診療（Effective Clinical Practice）

サブカテゴリー E.3　サーベイランスとスクリーニング

指標 E.3.2　子宮頸癌のスクリーニング

基準 E.3.2.1　★　スクリーニング割合：診療所チームはこのプログラムに加入している 70 歳までの女性のうち，過去 3 年間にパップテストをしている対象者の割合を報告することができる．

基準 E.3.2.2　★　紹介のタイミング：診療所チームはパップスメアに異常があった女性のうち，その結果を知らされ，2 週間以内に適切なフォローアップを受けたものの割合を報告することができる．

基準 E.3.2.3　★　紹介のタイミング：診療所チームは便潜血検査が陽性の患者のうち，その結果が伝えられ，2 週間以内に大腸内視鏡へ紹介するためのフォローアップを受けたものの割合を報告することができる．

追加情報（最新のリンクは http://quality.resources.machealth.ca で確認を）

- Ontario Cervical Screening Program（Cancer Care Ontario）. Ontario Cervical Screening Practice Guidelines ［インターネット］2014.8.20. 確認
  下記から入手可能
  www.cancercare.on.ca/common/pages/UserFile.aspx?fileId=13104

- Cancer Care Ontario. About the Ontario Cervical Screening Program ［インターネット］2014.8.20. 確認
  下記から入手可能
  www.cancercare.on.ca/pcs/screening/cervscreening/OCSP/

- Cervical Screening Guidelines Development Committee of the Ontario Cervical Screening Program and the Gynecology Cancer Disease Site Group of Cancer Care Ontario. Cervical Screening: A Clinical Practice Guideline ［インターネット］2014.11.16. 確認
  下記から入手不可
  https://www.cancercare.on.ca/common/pages/UserFile.aspx?fileId=124511

効果的な診療（Effective Clinical Practice）　カテゴリーE

サブカテゴリー E.3　サーベイランスとスクリーニング

指標 E.3.2
子宮頸癌のスクリーニング

診療所チームは子宮頸癌の早期発見のためのスクリーニング，サーベイランス，そして検査勧奨のための州のガイドラインに適合している．

基準 E.3.2.1　★　スクリーニング割合：診療所チームはこのプログラムに加入している70歳までの女性のうち，過去3年間にパップテストをしている対象者の割合を報告することができ．

解説・解釈
- パップスメアの対象となる全ての女性（腟を使用する性行為，即ち腟性交や，口や指を腟へ挿入する性行為を開始してから3年以内に子宮頸部細胞診が開始されるべきである）に対して，診療所は子宮頸癌のスクリーニング，サーベイランス，検査勧奨のシステムを持っている．
- 診療所の管理者は以下を報告できる．
  - 過去3年間にパップスメアを受けたことがある対象女性の割合．
  - スクリーニングに関する毎年のオーディットの結果と改善案．

基準 E.3.2.2　★　紹介のタイミング：診療所チームはパップスメアに異常があった女性のうち，その結果を知らされ，2週間以内に適切なフォローアップを受けたものの割合を報告することができる．

解説・解釈
- 診療所には全てのパップスメアの結果をフォローアップするシステムがある．
- パップスメアの結果を全ての対象女性に知らせている．
- 診療所はパップスメアに異常があった女性のうち，結果の通知を受け，2週間以内に紹介を含めたフォローアップを受けたものの割合を報告することができる．

基準 E.3.2.3　★　過剰スクリーニング割合：診療所チームは過去2～3年間に2回以上正常のパップスメアの結果が出ている70歳までの対象女性の割合を報告することができる．

解説・解釈
- 過去2～3年間に2回以上正常のパップスメアの結果を受けたことがある対象女性のリストがあり，その数を減らすための計画がある（これは直前のパップスメアの結果に異常があった女性には適用しない）．

カテゴリー E　効果的な診療（Effective Clinical Practice）

サブカテゴリー E.3　サーベイランスとスクリーニング

指標 E.3.3　　　乳癌のスクリーニング

基準 E.3.3.1　★　オンタリオ乳癌スクリーニングプログラム：診療所チームはこのプログラムに加入している 50 〜 74 歳の対象女性の割合を報告することができる．

基準 E.3.3.2　★　スクリーニング割合：診療所チームは過去 2 年間にマンモグラフィーを受けた 50 〜 74 歳の対象女性の割合を報告することができる．

基準 E.3.3.3　★　紹介のタイミング：診療所チームはマンモグラフィー検査に異常があった女性のうち，その結果を知らされ，2 週間以内にフォローアップを受けたものの割合を報告することができる．

基準 E.3.3.4　★　家族歴：診療所チームは，一親等以内に乳癌の家族歴をもつ女性のリストを持っている．

基準 E.3.3.5　★　過剰スクリーニングの割合：診療所チームは過去 2 年間に 2 回以上正常なマンモグラフィーの結果を受けている 50 〜 74 歳の女性の割合を報告することができる．

追加情報（最新のリンクは http://quality.resources.machealth.ca で確認を）

● Cancer Care Ontario. The Ontario Breast Screening Program［インターネット］2014.11.16. 確認
下記から入手可能
www.cancercare.on.ca/pcs/screening/breastscreening/OBSP/

● Cancer Care Ontario. OBSP Screening Site Locations［インターネット］2014.11.16. 確認
下記から入手可能
www.cancercare.on.ca/pcs/screening/breastscreening/locations/

効果的な診療（Effective Clinical Practice） カテゴリー E

サブカテゴリー E.3　サーベイランスとスクリーニング

指標 E.3.3

乳癌のスクリーニング

診療所チームは乳癌の早期発見のためのスクリーニング，サーベイランス，そして検査勧奨のための州のガイドラインに適合している．

基準 E.3.3.1	★	オンタリオ乳癌スクリーニングプログラム：診療所チームはこのプログラムに加入している 50～74 歳の対象女性の割合を報告することができる．

解説・解釈
- （家族歴も含め）対象となる全ての女性に対して診療所は乳癌のスクリーニング，サーベイランス，検査勧奨のシステムを持っている．
- オンタリオ乳癌スクリーニングプログラム＊に加入している全ての対象女性のリストを作成することができる．

基準 E.3.3.2	★	スクリーニング割合：診療所チームは過去 2 年間にマンモグラフィーを受けた 50～74 歳の対象女性の割合を報告することができる．

解説・解釈
- 診療所の管理者は以下のものを作成できる．
  - ➢ マンモグラフィーを受けたことがある対象女性の割合．
  - ➢ スクリーニングに関する毎年のオーディットの結果と改善案．

基準 E.3.3.3	★	紹介のタイミング：診療所チームはマンモグラフィー検査に異常があった女性のうち，その結果を知らされ，2 週間以内にフォローアップを受けたものの割合を報告することができる．

解説・解釈
- 診療所には全てのマンモグラフィーの結果をフォローアップするシステムがある．
- マンモグラフィーの結果を全ての対象女性に知らせている．
- 診療所はマンモグラフィー陽性となった 50～74 歳の女性のうち，結果の通知を受け，2 週間以内に紹介やフォローアップを受けたものの割合を報告することができる．

基準 E.3.3.4	★	家族歴：診療所チームは，一親等以内に乳癌の家族歴をもつ女性のリストを持っている．

解説・解釈
- 診療所の管理者は一親等以内に乳癌の家族歴を持つ全ての女性のリストを作成することができる．

基準 E.3.3.5	★	過剰スクリーニングの割合：診療所チームは過去 2 年間に 2 回以上正常なマンモグラフィーの結果を受けた 50～74 歳の女性の割合を報告することができる．

解説・解釈
- 過去 2 年間にマンモグラフィーを 2 回以上受けたことがある患者のリストがあり，その数を減らすための計画がある．

＊注：カナダのオンタリオ州で，40～74 歳の女性に無料で提供されている乳癌スクリーニングプログラム．

カテゴリーE 効果的な診療（Effective Clinical Practice）

サブカテゴリーE.4　ライフサイクルのマネジメント

指標 E.4.1　　　　乳幼児健診

基準 E.4.1.1　★　乳幼児ケアは最良の診療ガイドラインに基づいてなされる．

基準 E.4.1.2　⚖　診療所チームは児童相談所に適切な紹介をする．

基準 E.4.1.3　★　診療所チームは，育児や乳幼児に対するセルフケアプログラムや地域のリソースの利用を支援している．

追加情報（最新のリンクは http://quality.resources.machealth.ca で確認を）

- College of Family Physicians of Canada. Rourke Baby Record［インターネット］2014.11.16. 確認．
  下記から入手可能
  www.cfpc.ca/projectassets/templates/resource.aspx?id=1126&langType=4105

- Limbos MM, Joyce DP, Roberts GJ. Nipissing District Developmental Screen: Patterns of use by physicians in Ontario. Can Fam Physician［インターネット］2014.11.16. 確認．
  下記から入手可能
  www.cfp.ca/cgi/content/abstract/56/2/e66 ;56(2):e66-e72.

- Ministry of Child and Youth Services（Ontario）. Reporting child abuse and neglect
  ［インターネット］2014.11.16. 確認．
  下記から入手可能
  www.children.gov.on.ca/htdocs/English/topics/childrensaid/reportingabuse/index.aspx

- Ontario Association of Children's Aid Societies. Locate a Society［インターネット］2014.11.16. 確認．
  下記から入手可能
  www.oacas.org/resources/members.htm

- College of Physicians & Surgeons of Ontario. Mandatory Reporting: Contact Information for making Mandatory Reports［インターネット］2014.11.16. 確認．
  下記から入手可能
  www.cpso.on.ca/uploadedFiles/downloads/cpsodocuments/policies/policies/MandRepCONTACTinfo.pdf

効果的な診療（Effective Clinical Practice） カテゴリーE

サブカテゴリー E.4　ライフサイクルのマネジメント

指標 E.4.1
乳幼児ケア

診療所チームは州の乳幼児ケアのための最良の診療ガイドラインに適合している．（E.2 予防接種，A.3 報告義務も参照）．

基準 E.4.1.1 ★　乳幼児ケアは最良の診療ガイドラインに基づいてなされる．

解説・解釈
- 乳幼児のサーベイランス，スクリーニング，検査勧奨のシステムがある．
- エビデンスに基づいた最良の診療を行う（例えば，Rourke Baby Record や Nipissing District Developmental Screen などに示される内容）．
- 乳幼児ケアに関する毎年のオーディットを実施し改善策を立案する．

基準 E.4.1.2 ⚖　診療所チームは児童相談所に適切な紹介をする．

解説・解釈
- 診療チームメンバーは「オンタリオこどもと家庭サービスに関する法令」*1（16歳未満のすべての子供と，児童保護命令下にある16歳から17歳の若年者に適用される報告義務）に基づき，児童虐待やネグレクトに関する医療従事者の義務について，その情報を得ることができ，理解している．
- 児童保護について相談できる指定された人物が診療所にいる．
- 3年おきに児童保護についてのトレーニングを更新している記録がある．

基準 E.4.1.3 ★　診療所チームは，育児や乳幼児に対するセルフケアプログラムや地域のリソースの利用を支援している．

解説・解釈
- 診療所チームは両親に Healthy Babies/Healthy Children *2 のような地域プログラムを見つけられるよう支援し，ウェブサイト，パンフレット，フリーダイヤルの相談窓口などを利用できるよう支援する．

---

*1注：オンタリオ州で，こどもの権利を守るために1984年に世界に先がけて制定された法律．

*2注：生前から6歳までのこどもまでを対象としたプログラム．これには初めてこどもを持つ親への教育や，地域サービスの斡旋などが含まれる．

カテゴリーE 効果的な診療（Effective Clinical Practice）

サブカテゴリー E.4　ライフサイクルのマネジメント

指標 E.4.2　　　　思春期のケア

基準 E.4.2.1　★　思春期のケアは最良の診療ガイドラインに基づいてなされる．

基準 E.4.2.2　★　診療所チームはセルフケアプログラムと地域のリソースの利用を支援する．

効果的な診療（Effective Clinical Practice） カテゴリーE

サブカテゴリー E.4　ライフサイクルのマネジメント

指標 E.4.2
思春期のケア

診療所チームは性の健康，予防接種，処方管理，児童相談所への紹介を含む，思春期ケアを支援するための最良の診療ガイドラインに適合している．

基準 E.4.2.1　思春期のケアは最良の診療ガイドラインに基づいてなされる．

解説・解釈
- 思春期のサーベイランス，スクリーニング，検査勧奨のシステムがある．
- 診療所チームは思春期の対象者に最良の診療を推進する（即ち，ライフスタイル，性の健康，予防接種）．
- 思春期患者の診療録（ライフサイクル，予防接種，サーベイランス，スクリーニング，薬物を含む）からランダムにサンプルを抽出し，毎年オーディットを実施して改善策を立案する．

基準 E.4.2.2　診療所チームはセルフケアプログラムと地域のリソースの利用を支援する．

解説・解釈
- 診療所チームは，思春期の対象者が地域プログラムを見つけられるよう支援し，ウェブサイト，パンフレット，フリーダイヤルの相談窓口などを利用できるよう支援する．

さまざまな思春期ケアに関する最良の診療のリビューがコクラン・リビューから入手できる．

追加情報（最新のリンクは http://quality.resources.machealth.ca で確認を）

- The Cochrane Collaboration. Cochrane Reviews ［インターネット］2014.11.16. 確認
  下記から入手可能
  www.cochrane.org/cochrane-reviews
- Stanford School of Medicine. Stanford Self-Management Programs ［インターネット］2014.11.16. 確認
  下記から入手可能
  http://patienteducation.stanford.edu/programs/

カテゴリー E　効果的な診療（Effective Clinical Practice）

サブカテゴリー E.4　ライフサイクルのマネジメント

指標 E.4.3　　　　妊産婦ケア

基準 E.4.3.1　★　妊産婦ケアは州の最良の診療ガイドラインに基づいてなされる．

基準 E.4.3.2　＊　診療所チームはセルフケアプログラムや地域リソースの利用を支援する．

効果的な診療（Effective Clinical Practice）　カテゴリーE

サブカテゴリー E.4　ライフサイクルのマネジメント

指標 E.4.3
妊産婦ケア

診療所チームは出生前スクリーニングおよび他のケア提供者への紹介を含む妊産婦ケアの州のための最良の診療ガイドラインに適合している．

基準 E.4.3.1	★	出産前ケアは州の最良の診療ガイドラインに基づいてなされる（G.1.1.2 の産科，精神科，慢性疾患の専門家らによる統合的／継続的なケアも参照）．

解説・解釈
- 妊産婦ケアを提供するシステムを有している．
- 最初の妊産婦ケアの予約が IPS スクリーニング（Integrated Prenatal Screening at nine weeks：ダウン症児に関するスクリーニング）の希望に対応できるだけ十分な余裕をもって行われる．
- 妊婦患者が紹介先として，産科，家庭医，助産師，あるいは妊娠に関する他の専門家を選択する際に必要な資料を含めた，妊婦患者の紹介システムがある．
- 出産前ケアについて毎年オーディットを実施して改善策を立案する．

基準 E.4.3.2	＊	診療所チームはセルフケアプログラムや地域のリソースの利用を支援する．

- 診療所チームは患者が地域のリソースや妊産婦プログラムを見つけられるよう支援し，ウェブサイト，パンフレット，フリーダイヤルの相談窓口などを利用できるよう支援する．

追加情報（最新のリンクは http://quality.resources.machealth.ca で確認を）

- Ontario Medical Association & Ministry of Health & Long-Term Care（Ontario. Antenatal Record Form ［インターネット］2014.8.14. 確認
  下記から入手可能
  http://www.forms.ssb.gov.on.ca/mbs/ssb/forms/ssbforms.nsf/QuickResults?Openform&ENV=WWE&SRCH=1&MIN=&BRN=&PRG=&TIT=antenatal+record+2&NO=&SRT=T&NEW=&STR=1&MAX=10

- Government of Ontario. Having a Baby: Prenatal Care ［インターネット］2014.8.14. 確認．
  下記から入手可能
  http://www.servicecanada.gc.ca/eng/lifeevents/baby.shtml

- Stanford School of Medicine. Stanford Self-Management Programs ［インターネット］2014.8.14. 確認．
  下記から入手可能
  http://patienteducation.stanford.edu/programs/

カテゴリー E　効果的な診療（Effective Clinical Practice）

サブカテゴリー E.4　ライフサイクルのマネジメント

指標 E.4.4　　成人のケア

基準 E.4.4.1　★　成人のケアは最良の診療ガイドラインに基づいてなされる．

基準 E.4.4.2　＊　診療所チームはセルフケアプログラムや地域のリソースの利用を支援する．

効果的な診療（Effective Clinical Practice） カテゴリー E

サブカテゴリー E.4　ライフサイクルのマネジメント

指標 E.4.4
成人のケア

診療所チームは男性・女性双方のケアについて最良の診療ガイドラインに適合している（E.1 生活習慣と予防，E.2 予防接種，E.3 サーベイランスとスクリーニング，E.6 薬剤も参照）．

基準 E.4.4.1 ★　成人のケアは最良の診療ガイドラインに基づいてなされる．

解説・解釈
- 生活習慣，予防接種，サーベイランス，スクリーニング，処方管理を含む性差を意識した成人のケア（例えば，閉経への対応や前立腺の健康管理）を提供するシステムがある
- 同定された問題に対してフォローアップケアを提供するシステムがある
- 成人患者の診療録（カルテレビュー，サーベイランス，スクリーニング，プロブレムリスト，生活習慣・予防接種・アレルギー歴・内服薬・家族歴が記載されている（累積患者プロファイル cumulative patient profile（CPP）を含む）からランダムにサンプルを抽出し，毎年オーディットを実施して改善策を立案する．

基準 E.4.4.2 ＊　診療所チームはセルフケアプログラムや地域のリソースの利用を支援する．

解説・解釈
- 診療所チームは，成人患者が地域プログラムを見つけられるよう支援し，ウェブサイト，パンフレット，フリーダイヤルの相談窓口などを利用できるよう支援する．

追加情報（最新のリンクは http://quality.resources.machealth.ca で確認を）

- College of Physicians & Surgeons of Ontario. Medical Records ［インターネット］2014.8.14. 確認
  下記から入手可能
  www.cpso.on.ca/policies/policies/default.aspx?id=1686

- Society of Obstetricians and Gynaecologists of Canada. Women's Health Information - Menopause ［インターネット］2014.8.14. 確認
  下記から入手可能
  http://sogc.org./publications/menopause/

- American Cancer Society. Prostate Cancer: Early Detection ［インターネット］2014.8.14. 確認
  下記から入手可能
  http://www.cancer.org/cancer/prostatecancer/moreinformation/prostatecancerearlydetection/index?sitearea=&level

- Stanford School of Medicine. Stanford Self-Management Programs ［インターネット］2014.8.14. 確認
  下記から入手可能
  http://patienteducation.stanford.edu/programs/

カテゴリー E 効果的な診療（Effective Clinical Practice）

サブカテゴリー E.4　ライフサイクルのマネジメント

指標 E.4.5　　虚弱高齢者のケア

基準 E.4.5.1　★　虚弱高齢者のケアは最良の診療ガイドラインに基づいてなされる．

基準 E.4.5.2　＊　認知症／認知機能障害のケアは最良の診療ガイドラインに基づいてなされる．

基準 E.4.5.3　＊　診療所チームはセルフケアプログラムや地域のリソースの利用を支援する．

追加情報（最新のリンクは http://quality.resources.machealth.ca で確認を）

- Guidelines and Protocols Advisory Committee（BC）．Frailty in Older Adults - Early Identification and Management［インターネット］2014.8.14. 確認
  下記から入手可能
  http://www.bcguidelines.ca/guideline_frailty.html

- Stanford School of Medicine. Stanford Self-Management Programs［インターネット］2014.8.14. 確認
  下記から入手可能
  http://patienteducation.stanford.edu/programs/

- Guidelines and Protocols Advisory Committee（BC）．Cognitive Impairment in the Elderly – Recognition, Diagnosis and Management［インターネット］2014.8.14. 確認
  下記から入手可能
  http://www.bcguidelines.ca/guideline_cognitive.html

- Lindsay P, Bayley M, Hellings C, Hill M, Woodbury E, Phillips S. Selected topics in stroke management. Vascular cognitive impairment and dementia. In: Canadian best practice recommendations for stroke care. CMAJ［インターネット］2014.8.14. 確認
  下記から入手可能
  http://www.strokebestpractices.ca/index.php/cognition-mood/vascular-cognitive-impairment-and-dementia/

効果的な診療（Effective Clinical Practice） カテゴリーE

サブカテゴリー E.4　ライフサイクルのマネジメント

指標 E.4.5
虚弱高齢者のケア

診療所チームはリスクの高い虚弱高齢者の同定，認知機能の評価，ならびに薬剤評価を含む虚弱高齢者ケアのための最良の診療ガイドラインに適合している．

基準 E.4.5.1　★　虚弱高齢者のケアは最良の診療ガイドラインに基づいてなされる．
解説・解釈
- リスクの高い高齢患者（入院していた／または入院している，多剤内服，移動能力が低い，転倒リスクがある）を同定するシステムがある．
- 診療所チームは虚弱高齢者の運転の安全性について定期的に評価する
- リスクの高い高齢患者の診療録（入院していた／または入院している，多剤内服，転倒リスクがあるなどの虚弱高齢患者を含む）のサンプルから，毎年オーディットを実施して改善策を立案する
- 診療所の管理者は虚弱高齢者のリストを保持している．

基準 E.4.5.2　* 　認知症／認知機能障害のケアは最良の診療ガイドラインに基づいてなされる．
解説・解釈
- 診療所チームは：
  > 虚弱高齢者が新患で受診する場合や，入院する場合や，退院する場合に，認知機能と生活機能について評価し，見直し，文書化する．
  > 患者に認知機能障害を認める場合，内服薬について見直し，モニターする
- 認知症患者及びその介護者に安全性，家庭内での問題への対応，介護者の支援などについての教育を提供する．
  > 認知機能障害の患者の診療録のサンプルから，毎年のオーディットを実施して改善策を立案する．

基準 E.4.5.3　* 　診療所チームはセルフケアプログラムや地域のリソースの利用を支援する．
解説・解釈
- 診療所チームは患者が地域のプログラムを見つけられるよう支援し，ウェブサイト，パンフレット，フリーダイヤルの相談窓口などを利用できるよう支援する．

カテゴリー E　効果的な診療（Effective Clinical Practice）

サブカテゴリー E.5　性の健康

指標 E.5.1　　　　性の健康

基準 E.5.1.1　　★　　性の健康ケアは最良の診療ガイドラインに基づいてなされる．

基準 E.5.1.2　　＊　　診療所チームはセルフケアプログラムと地域のリソースの利用を支援する．

⚖️ ：　法で定められている，要求されている項目（カナダ）

★ ：　ベスト・プラクティスに必要とされる項目

＊ ：　さらに質を高めるために望まれる項目

効果的な診療（Effective Clinical Practice）　カテゴリー E

サブカテゴリー E.5　性の健康

指標 E.5.1

性の健康

性の健康ケアの提供には，HIV/AIDS と性感染症の検査やフォロー，そして家族計画が含まれる．

基準 E.5.1.1　★　性の健康ケアは最良の診療ガイドラインに基づいてなされる．

解説・解釈

- 診療所は：
  - 性の健康サービス（家族計画，避妊，緊急避妊，妊娠前カウンセリング，中絶の利用）のためのシステムがある（E.2.2 成人予防接種 の項も参照）．
  - 予防，調査，マネジメント，フォローアップ，連絡，報告，紹介を含む性感染症に関するケアを提供している．
  - 性感染症患者の診療録のサンプルを用いて毎年オーディットを実施しており，その結果について改善策を立案する．
  - HIV/AIDS 検査を必要とする患者への検査前後のカウンセリング，検査，そしてフォローアップを提供している．
  - 過去 2 年間に HIV/AIDS 検査を施行した患者の診療録のサンプルから毎年オーディットを実施している．

基準 E.5.1.2　*　診療所チームはセルフケアプログラムと地域のリソースの利用を支援する．

解説・解釈

- 診療所は患者が地域のプログラム，ウェブサイト，パンフレット，フリーダイヤルの相談窓口などを利用できるよう支援する．

追加情報（最新のリンクは http://quality.resources.machealth.ca で確認を）

- Canadian Federation for Sexual Health.［インターネット］2014.11.17. 確認.
  下記から入手可能
  www.cfsh.ca/

- Public Health Agency of Canada. HIV/AIDS Guidelines［インターネット］2014.11.17. 確認.
  下記から入手可能
  http://www.phac-aspc.gc.ca/aids-sida/guide/index-eng.php

- College of Physician & Surgeons of Ontario. The Practice Guide: Medical Professionalism and College Policies
  ［インターネット］2014.11.17. 確認.
  下記から入手可能
  www.cpso.on.ca/uploadedFiles/policies/guides/PracticeGuideExtract_08.pdf

カテゴリー E　効果的な診療（Effective Clinical Practice）

サブカテゴリー E.6　家庭内暴力

指標 E.6.1　　　　家庭内暴力

基準 E.6.1.1　　＊　臨床チームは家庭内暴力の被害者とされる患者に対し，ふだんからスクリーニング，マネジメント，フォローを行っている．

基準 E.6.1.2　　＊　診療所チームはセルフケアプログラムや地域のリソースの利用を支援する．

⚖：　法で定められている，要求されている項目（カナダ）
★：　ベスト・プラクティスに必要とされる項目
＊：　さらに質を高めるために望まれる項目

効果的な診療（Effective Clinical Practice） カテゴリーE

サブカテゴリー E.6　家庭内暴力

指標 E.6.1
家庭内暴力
診療所チームは家庭内暴力の被害者とされる患者に対し，ふだんからスクリーニング，マネジメント，フォローを行っている．

基準 E.6.1.1　＊　臨床チームは家庭内暴力の被害者とされる患者に対し，ふだんからスクリーニング，マネージメントとフォローを行っている．

解説・解釈
- 臨床チームは14歳以上の全ての女性に対し普段からスクリーニングをしている．（普段からのスクリーニングとは，14歳以上の全ての女性は家庭内虐待について徴候やサインが認められていないか，医療者がすでに発生している虐待を疑うものがないかどうかについて，口頭で尋ねられることを意味する）．
- 臨床チームはスクリーニングにおいて個人的判断を避け，文化的背景にも十分考慮を行った上で，秘密を守り，安全であることを保証する（例えば，教育，生涯学習（CPD）の活動など）．

基準 E.6.1.2　＊　診療所チームはセルフケアプログラムや地域のリソースの利用を支援する．

解説・解釈
- 診療所チームは患者が安全シェルター，地域のプログラム，ウェブサイト，パンフレット，フリーダイヤルの相談窓口などを利用できるよう支援する．

追加情報（最新のリンクは http://quality.resources.machealth.ca で確認を）

- Family Violence Prevention Fund. Preventing Domestic Violence: Clinical Guidelines on Routine Screening ［インターネット］2014.11.17. 確認．
  下記から入手不可
  http://www.bsc-cdhs.org/ubpartnership/Brenda%20Miller/Domestic%20Violence%20Screening/Articles/ClinicalGuidelines.pdf

- Housing Help Centre. Find a Women's Shelter ［インターネット］2014.11.17. 確認．
  下記から入手可能
  www.housinghelpcentre.org/shelterslisting

- Stanford School of Medicine. Stanford Self-Management Programs ［インターネット］2014.11.17. 確認．
  下記から入手可能
  http://patienteducation.stanford.edu/programs/

カテゴリー E 効果的な診療（Effective Clinical Practice）

サブカテゴリー E.7　慢性疾患のマネージメント

指標 E.7.1　　　　メンタルヘルス

基準 E.7.1.1　★　メンタルヘルスのケアは最良の診療ガイドラインに基づいてなされる．

基準 E.7.1.2　＊　精神障害を持つ患者に対し，定期的な薬剤の評価を実施している．

基準 E.7.1.3　＊　診療所チームはセルフケアプログラムや地域のリソースの利用を支援する

⚖ ：	法で定められている，要求されている項目（カナダ）
★ ：	ベスト・プラクティスに必要とされる項目
＊ ：	さらに質を高めるために望まれる項目

効果的な診療（Effective Clinical Practice） カテゴリーE

サブカテゴリー E.7　慢性疾患のマネージメント

指標 E.7.1

メンタルヘルス

精神障害を持つ者のケアに対する最良の診療ガイドラインは，定期的な薬剤の評価と，精神科医とその他のメンタルヘルス専門家との併診を含んでいる．

基準 E.7.1.1　★　メンタルヘルスのケアは最良の診療ガイドラインに基づいてなされている．

解説・解釈
- 診療所には，精神科医やその他のメンタルヘルスケア専門家への紹介や併診が含まれる精神障害をもつ患者の診療システムがある．
- 診療所は定期的なフォローアップに同意した精神障害を持つ患者を同定したリストを常に用意している．
- 診療所は精神障害を持つ患者の診療録のサンプルから，毎年オーディットを実施しており，その結果について改善策を立案している．

基準 E.7.1.2　＊　精神障害を持つ患者に対し，定期的な薬剤の評価を実施している．

解説・解釈
- 診療所は精神障害を持つ患者の予想外の反応や副作用，定期的な検査もふくめてモニターすることで定期的な薬剤評価を実施する．問題が同定された場合は改善策を立案している（D.6.2「処方管理」も参照）．

基準 E.7.1.3　＊　診療所チームはセルフケアプログラムやリソースの利用を支援する．

解説・解釈
- 診療所は精神障害を持つ患者が地域のプログラムやホームページ，パンフレット，フリーダイヤルの相談窓口，セルフケアプログラムなどを見つけられるよう支援する．

追加情報（最新のリンクは http://quality.resources.machealth.ca で確認を）

- Mood Disorders Association of Ontario. Links ［インターネット］2014.9.26. 確認.
  下記から入手可能
  www.mooddisorders.ca/links

- Burgess SSA, Geddes J, Hawton KKE, Taylor MJ, Townsend E, Jamison K, Goodwin G. Lithium for maintenancetreatment of mood disorders. Cochrane Database of Systematic Reviews 2001, Issue 3. Art. No.: CD003013.DOI: 10.1002/14651858.CD003013. ［2014.9.26. 確認］　下記から入手可能
  http://onlinelibrary.wiley.com/doi/10.1002/14651858.CD003013/abstract

- Macritchie K, Geddes J, Scott J, Haslam DR, Silva de Lima M, Goodwin G. Valproate for acute mood episodes in bipolar disorder. Cochrane Database of Systematic Reviews 2003, Issue 1. Art. No.: CD004052. DOI:10.1002/14651858.CD004052. ［2014.9.26. 確認］　下記から入手可能
  http://onlinelibrary.wiley.com/doi/10.1002/14651858.CD004052/abstract

- Stanford School of Medicine. Stanford Self-Management Programs ［インターネット］2014.9.26. 確認
  下記から入手可能
  http://patienteducation.stanford.edu/programs/

カテゴリー E　効果的な診療（Effective Clinical Practice）

サブカテゴリー E.7　慢性疾患のマネージメント

指標 E.7.2　　糖尿病

基準 E.7.2.1　　＊　　糖尿病のケアは最良の診療ガイドラインに基づいてなされる．

基準 E.7.2.2　　＊　　糖尿病患者に対し，定期的な薬剤の評価を実施している．

基準 E.7.2.3　　＊　　診療所チームはセルフケアプログラムや地域のリソースの利用を支援する．

⚖：　法で定められている，要求されている項目（カナダ）
★：　ベスト・プラクティスに必要とされる項目
＊：　さらに質を高めるために望まれる項目

効果的な診療（Effective Clinical Practice） カテゴリーE

サブカテゴリー E.7 慢性疾患のマネージメント

指標 E.7.2
糖尿病

糖尿病患者のスクリーニングとケアの計画は，糖尿病専門医とその他の医療従事者との併診と，患者の検査結果やその他のベンチマークを記載した定期的な診療録のアップデートを含んでいる．

基準 E.7.2.1 ★ 糖尿病のケアは最良の診療ガイドラインに基づいてなされる．

解説・解釈

- 糖尿病患者へのスクリーニングやマネージメントには糖尿病専門医とその他の関連医療従事者への紹介や併診も含まれる．
  - 血糖コントロールの結果や糖尿病と診断した結果は診療録に記録される．
  - 糖尿病患者の記録を更新するシステムがある．たとえば，糖尿病フローシート，カルテによるリマインダー，フォローアップなど．
  - 患者は食事療法のために栄養士へ紹介される．
  - E.1.1［禁煙］，E.1.2［アルコール］，E.1.3［食事と運動］についても参照．
- 診療所は糖尿病患者のリストを常に用意している．
- 診療所は糖尿病患者の診療録について毎年オーディットを実施しており，その結果について改善策を立案している．このオーディットでは，喫煙，高血圧，インフルエンザワクチン接種，コレステロール，処方薬，抗凝固療法，抑うつ，足の診察，神経診察，そして他の専門家への紹介を含む．これらのオーディットには，過去15カ月間における，以下の記録がある糖尿病患者の割合も含まれている．
  - 最終のHbA1cが最適な範囲にある．
  - 血圧の記録があり，血圧コントロールがされている．
  - 微量アルブミン尿（あるいは蛋白尿）が測定され，それらがACE阻害薬（またはARB）で治療されている．
  - 血清クレアチニンが測定されている．
  - 総コレステロール，LDL，HDLの測定と，それらのコントロールがされている．
  - 網膜症スクリーニングのための眼科への紹介がされている．
  - 足の診察がされている．
  - 抑うつのスクリーニングが行われている．
  - 末梢動脈触知の有無が測定されている．
  - ニューロパチーの検査がなされている．
  - 自己管理の教育が提供されている．
  - インフルエンザワクチン接種が9/1～3/31の間に実施されている．

カテゴリーE 効果的な診療（Effective Clinical Practice）

サブカテゴリー E.7　慢性疾患のマネージメント

基準 E.7.2.2　＊　糖尿病患者に対し，定期的な薬剤の評価を実施している．
　　　　　　　　解説・解釈
　　　　　　　　・診療所は糖尿病患者の定期的な薬剤（インスリンや，糖尿病による長期合併症予防のための内服薬を含む）の評価とモニターを実施する．同定されたいかなる問題についても解決策がある．

基準 E.7.2.3　＊　診療所チームはセルフケアプログラムや地域のリソースの利用を支援する．
　　　　　　　　解説・解釈
　　　　　　　　・診療所は糖尿病患者が地域のプログラムやホームページ，パンフレット，フリーダイヤルの相談窓口，セルフケアプログラムなどを見つけられるよう支援する．

追加情報（最新のリンクは http://quality.resources.machealth.ca で確認を）

- Canadian Diabetes Association. Canadian Diabetes Association 2008 Clinical Practice Guidelines
  ［インターネット］2014.9.26. 確認
  下記から入手可能
  http://www.diabetes.ca/clinical-practice-education/professional-resources

- Stanford School of Medicine. Stanford Self-Management Programs
  ［インターネット］2014.9.26. 確認
  下記から入手可能
  http://patienteducation.stanford.edu/programs/

効果的な診療 (Effective Clinical Practice)

Note

カテゴリー E　効果的な診療（Effective Clinical Practice）

サブカテゴリー E.7　慢性疾患のマネージメント

指標 E.7.3　　　高血圧

基準 E.7.3.1　　＊　　高血圧のマネジメントは最良の診療ガイドラインに基づいてなされる．

基準 E.7.3.2　　＊　　高血圧患者に対し，定期的な薬剤の評価を実施している．

基準 E.7.3.3　　＊　　診療所チームはセルフケアプログラムや地域のリソースの利用を支援する．

⚖：　法で定められている，要求されている項目（カナダ）
★：　ベスト・プラクティスに必要とされる項目
＊：　さらに質を高めるために望まれる項目

追加情報（最新のリンクは http://quality.resources.machealth.ca で確認を）

- Canadian Hypertension Society. Home ［インターネット］2014.9.26. 確認
  下記から入手可能
  www.hypertension.ca

- Stanford School of Medicine. Stanford Self-Management Programs ［インターネット］2014.9.26. 確認
  下記から入手可能
  http://patienteducation.stanford.edu/programs/

効果的な診療（Effective Clinical Practice） カテゴリーE

サブカテゴリー E.7　慢性疾患のマネージメント

指標 E.7.3
高血圧

臨床チームは高血圧患者に対し最良の診療ガイドラインを用いている．それは定期的な薬剤の評価も含む．

基準 E.7.3.1 ★ 高血圧のマネージメントは最良の診療ガイドラインに基づいてなされる．

解説・解釈

- 診療所には高血圧患者の管理システムがあり，それには専門医やその他の医療従事者への紹介や併診も含まれる（G.1.1 ケアの継続性も参照）．
  - 患者の血圧管理を更新するシステムがある（例えばフローシート，カルテによるリマインダー，フォローアップなど）．
  - 診療所は高血圧のリスクを減らすために生活習慣の改善を支援する（例えば，機会をみて，進行中のケアの一部として，その他のスクリーニングの機会に）-E.1.1 [禁煙]，E.1.2 [アルコール]，E.1.3 [食事と運動] も参照．
- 診療所は高血圧患者のリストを常に用意している．
- 診療所は高血圧患者の記録について毎年オーディットを実施しており，その結果について改善策を立案している．このオーディットでは喫煙，高血圧，体重，インフルエンザワクチン接種，コレステロール，処方薬，他の専門家への紹介，そして以下に当てはまる高血圧患者の割合も含まれる．
  - 降圧治療を受けている患者．
  - 最近（例えば過去9ヶ月間）の血圧の記録がある患者．
  - 直近の測定血圧がコントロールされている患者．
  - 160/100以上の血圧が継続している場合，積極的な治療の記録がある患者．

基準 E.7.3.2 ＊ 高血圧患者に対し，定期的な薬剤の評価を実施している．

解説・解釈

- 高血圧患者に対する定期的な薬剤評価が実施され，同定されたいかなる問題についても解決策がある．

基準 E.7.3.3 ＊ 診療所チームはセルフケアプログラムや地域のリソースの利用を支援する．

解説・解釈

- 診療所は高血圧患者が地域のプログラムやホームページ，パンフレット，フリーダイヤルの相談窓口やセルフケア・プログラムなどを見つけられるよう支援する．

カテゴリー E 効果的な診療（Effective Clinical Practice）

サブカテゴリー E.7　慢性疾患のマネージメント

指標 E.7.4　　冠動脈疾患の二次予防

基準 E.7.4.1　　＊　　冠動脈疾患のマネジメントは最良の診療ガイドラインに基づいてなされる．

基準 E.7.4.2　　＊　　冠動脈疾患患者に対し，定期的な薬剤の評価を実施している．

基準 E.7.4.3　　＊　　診療所チームはセルフケアプログラムや地域のリソースの利用を支援する．

⚖：　法で定められている，要求されている項目（カナダ）
★：　ベスト・プラクティスに必要とされる項目
＊：　さらに質を高めるために望まれる項目

効果的な診療（Effective Clinical Practice） カテゴリー E

サブカテゴリー E.7　慢性疾患のマネージメント

指標 E.7.4
冠動脈疾患の二次予防

医療チームは冠動脈疾患患者に対し最良の診療ガイドラインを用いる．それは定期的な薬剤の評価と毎年のケアのオーディットを含む．

基準 E.7.4.1　★　冠動脈疾患のマネジメントは最良の診療ガイドラインに基づいてなされる．

解説・解釈

- 診療所には冠動脈疾患患者の管理システムがあり，それには専門医やその他の医療従事者への紹介や併診も含まれる．（G.1.1 診療所におけるケアの継続性参照）
  - 冠動脈疾患患者のマネージメントを更新するシステムがある（例えばフローシート，カルテによるリマインダー，フォローアップなど）．
  - 診療所は高血圧のリスクを減らすために生活習慣の改善を支援する（例えば，機会をみて，進行中のケアの一部として，その他のスクリーニングの機会に）-E.1.1［禁煙］，E.1.2［アルコール］，E.1.3［食事と運動］も参照．
- 診療所は以下の患者リストを常に用意している．
  - 冠動脈疾患と左室機能不全の患者．
  - 心房細動患者．
  - 運動負荷試験や専門医へ紹介した新規の狭心症患者．
  - 心筋梗塞と診断され，3年以内に病院から退院した患者（喘息，COPD，末梢血管疾患の診断は除く）．
- 診療所は毎年冠動脈疾患についてのオーディットを実施しており，それには喫煙，高血圧，インフルエンザワクチン接種，コレステロール，心房細動，処方薬，抗凝固薬，ACE 阻害薬，左室機能不全のための心臓超音波検査，他の専門家へのコンサルトが含まれる．また，過去15カ月間における，以下の記録がある冠動脈疾患患者の割合も含まれている．
  - 血圧の記録と，血圧コントロールがされている患者．
  - 総コレステロール（LDLとHDL）とそれらが適正である．
  - 抗凝固療法（アスピリンやその他の抗血小板療法，抗凝固療法）をされている心房細動患者で過去4カ月間で2回のINRの記録がある．
  - 冠動脈疾患と診断され，現在ACE阻害剤を使用されている．
  - 心臓超音波検査で確認された左室機能低下と，それに対しACE阻害剤もしくはARBが使用されている．
  - インフルエンザワクチン接種が9/1～3/31の間に施行されている．

基準 E.7.4.2　＊　冠動脈疾患患者に対し，定期的な薬剤の評価を実施している．

解説・解釈

- 診療所に，冠動脈疾患患者の定期的な薬剤評価（アスピリン，抗凝固薬，コレステロール降下薬，βブロッカー，ACE 阻害薬）のシステムがあり，同定されたいかなる問題についても解決策がある（D.6.2 処方マネジメントも参照）．

基準 E.7.4.3　＊　診療所チームはセルフケアプログラムや地域のリソースの利用を支援する．

解説・解釈

- 診療所は高血圧患者が地域のプログラムやホームページ，パンフレット，フリーダイヤルの相談窓口やセルフケアプログラムなどを見つけられるよう支援する．

カテゴリー E　効果的な診療（Effective Clinical Practice）

追加情報（最新のリンクは http://quality.resources.machealth.ca で確認を）

- Heart and Stroke Foundation of Canada. Home［インターネット］2014.9.26. 確認.
  下記から入手可能
  www.heartandstroke.com/site/c.ikIQLcMWJtE/b.3856593/k.B76E/For_Professionals.htm

- Institute for Clinical Systems Improvement. Health Care Guideline: Antithrombotic Therapy Supplement ［インターネット］2014.9.26. 確認.
  下記から入手可能
  https://www.icsi.org/guidelines__more/catalog_guidelines_and_more/catalog_guidelines/catalog_cardiovascular_guidelines/antithrombotic/

- Stanford School of Medicine. Stanford Self-Management Programs［インターネット］2014.9.26. 確認
  下記から入手可能
  http://patienteducation.stanford.edu/programs/

効果的な診療 (Effective Clinical Practice)

Note

カテゴリー E 効果的な診療（Effective Clinical Practice）

サブカテゴリー E.7　慢性疾患のマネージメント

指標 E.7.5　　脳卒中、一過性脳虚血発作（TIA）

基準 E.7.5.1　★　脳卒中、TIA マネジメントは最良の診療ガイドラインに基づいている．

基準 E.7.5.2　＊　脳卒中、TIA の患者に対し、定期的な薬剤の評価を実施している．

基準 E.7.5.3　＊　診療所チームはセルフケアのプログラムや地域リソースの利用を支援する．

追加情報（最新のリンクは http://quality.resources.machealth.ca で確認を）

- Heart and Stroke Foundation of Canada．［インターネット］2014.8.20. 確認．
下記から入手可能
http://www.heartandstroke.ca

- Institute for Clinical Systems Improvement：Health Care Guideline：Antithrombotic Therapy Supplement ［インターネット］2014.8.20. 確認
下記から入手可能
https://www.icsi.org/guidelines__more/catalog_guidelines_and_more/catalog_guidelines/catalog_cardiovascular_guidelines/antithrombotic/

- Stanford School of Medicine. Stanford Self-Management Programs ［インターネット］2014.8.20. 確認．
下記から入手可能
http://patienteducation.stanford.edu/programs/

効果的な診療（Effective Clinical Practice）　カテゴリー E

サブカテゴリー E.7　慢性疾患のマネージメント

指標 E.7.5
脳卒中，一過性脳虚血発作（TIA）

脳卒中，TIA の患者への最良の診療ガイドラインは，ケアマネジメントのシステム，定期的な薬剤の評価，毎年の患者の診療録のオーディットといった内容が含まれる．

基準 E.7.5.1　★　脳卒中，TIA マネジメントは最良の診療ガイドラインに基づいている．

解説・解釈

- 診療所には，専門医やその他の関連医療従事者への紹介や併診を含む，脳卒中，TIA の患者のマネジメントのシステムがある．
  - 診療所チームは生活習慣改善を支援する（例：機会をみて，進行中のケアの一部として，その他のスクリーニングの機会に）．E.1.1 の喫煙，E.1.2 の飲酒，E.1.3 の食事と運動を参照．
- 診療所は，脳卒中，TIA の患者のリストを常に用意しており，それは新規に脳卒中，TIA と診断され精査のために紹介された患者がわかるようになっている．
- 診療所は毎年，脳卒中，TIA の患者の診療録のオーディットを実施し，その結果について改善策を立案している．このオーディットでは，喫煙，高血圧，インフルエンザワクチン接種，コレステロール，心房指導，処方薬，抗凝固療法，ACE 阻害薬，左室機能不全の心エコー，他の専門家への紹介が含まれる．また過去 15 ヶ月間における，以下の記録がある脳卒中，TIA の患者の割合も含まれている．
  - CT か MRI で確定診断されている（新規脳卒中の患者）．
  - 精査のため紹介された患者（新規脳卒中の患者）．
  - 喫煙状況と，禁煙について提案されている．
  - 最終の血圧が 160/90 以下である．
  - 総コレステロール，HDL，LDL の数値と，それが適正である．
  - 抗凝固療法（アスピリンやその他の抗血小板療法，抗凝固療法）がされており，INR が過去 4 ヶ月間で 2 回計測されている．
    - インフルエンザワクチン接種が 9/1 ～ 3/31 の間に施行されている．

基準 E.7.5.2　＊　脳卒中，TIA の患者に対し，定期的な薬剤の評価を実施している．

解説・解釈

- 診療所は，定期的に脳卒中，TIA の患者の薬剤を評価している．（アスピリン，抗凝固薬，コレステロール降下薬，降圧薬）．同定された問題について解決策がある（D．6．2 処方マネジメントも参照）．

基準 E.7.5.3　＊　診療チームはセルフケアのプログラムや地域リソースの利用を支援する．

解説・解釈

- 診療所は脳卒中，TIA の患者が地域のプログラムやホームページ，パンフレット，フリーダイヤルの相談窓口やセルフケアプログラムなどを見つけられるよう支援する．

カテゴリーE 効果的な診療（Effective Clinical Practice）

サブカテゴリー E.7　慢性疾患のマネージメント

指標 E.7.6　　気管支喘息

基準 E.7.6.1　★　気管支喘息のマネジメントは最良の診療ガイドラインに基づいている．

基準 E.7.6.2　＊　気管支喘息の患者に対し、定期的な薬剤の評価を実施している．

基準 E.7.6.3　＊　診療所チームはセルフケアのプログラムや地域リソースの利用を支援する．

追加情報（最新のリンクは http://quality.resources.machealth.ca で確認を）

- Canadian Thoracic Society. Guidelines and Standards.［インターネット］2014.8.20. 確認.
  下記から入手可能
  www.lung.ca/cts-sct/guidelines-lignes_e.php

- Lung Association：Home［インターネット］2014.8.20. 確認.
  下記から入手可能
  www.lung.ca/home-accueil_e.php

- Stanford School of Medicine.　Stanford Self-Management Programs［インターネット］2014.8.20. 確認.
  下記から入手可能
  http://patienteducation.stanford.edu/programs/

効果的な診療 (Effective Clinical Practice) カテゴリー E

サブカテゴリー E.7　慢性疾患のマネージメント

指標 E.7.6
気管支喘息

気管支喘息患者への最良の診療ガイドラインは，ケアマネジメントのシステム，定期的な薬剤の評価，生活習慣改善のアドバイスといった内容が含まれる．

基準 E.7.6.1　★　気管支喘息のマネジメントは最良の診療ガイドラインに基づいている．

解説・解釈

- 診療所には気管支喘息患者のマネジメントにおいて，専門医やその他の関連医療従事者への紹介や併診を含む，エビデンスに基づいたシステムがある（G.1.1 診療所におけるケアの継続性参照）．
  - 患者の気管支喘息のマネジメントをアップデートするシステムがある．（例えばフローシート，カルテによるリマインダー，フォローアップ，受診ごとの喘息コントロールの程度など）．
  - 診療所は気管支喘息のリスクを軽減させる生活習慣改善を支援する．例：アレルギー，喫煙（E.1.1 喫煙を参照）．
- 診療所は，気管支喘息の患者のリストを常に用意しており，喘息薬を使用している患者を識別できるようになっている．
- 診療所は毎年気管支喘息の患者の診療録のオーディットを実施し，その結果について改善策を立案している．このオーディットは，喫煙，インフルエンザワクチン接種，処方薬，他の専門家への紹介が含まれる．また過去 15 ヶ月間における，以下の記録がある気管支喘息患者の割合も含まれている．
  - 呼吸機能検査かピークフロー（8 歳以上）．
  - 喫煙状況（受動喫煙を含む）と，禁煙について提案されている．
  - インフルエンザワクチン接種が 9/1 ～ 3/31 の間に施行されている．
  - 喘息管理の教育が提供されている．
  - 吸入薬が使用されている；吸入の手技が確認されている．
  - 喘息発作治療薬（リリーバー）．
  - 喘息長期管理薬（コントローラー）．

基準 E.7.6.2　*　気管支喘息の患者に対し，定期的な薬剤の評価を実施している．

解説・解釈

- 診療所は，定期的に気管支喘息の患者の薬剤を評価している．同定された問題について解決策がある（D.6.2 処方マネジメントも参照）．

基準 E.7.6.3　*　診療所チームはセルフケアのプログラムや地域リソースの利用を支援する．

解説・解釈

- 診療所は気管支喘息の患者が地域のプログラムやホームページ，パンフレット，フリーダイヤルの相談窓口，セルフケアプログラムなどを見つけられるよう支援する．

カテゴリーE　効果的な診療（Effective Clinical Practice）

サブカテゴリー E.7　慢性疾患のマネージメント

指標 E.7.7　　　慢性閉塞性肺疾患（COPD）

基準 E.7.7.1　★　COPD のマネジメントは最良の診療ガイドラインに基づいている．

基準 E.7.7.2　＊　COPD の患者に対する定期的な薬剤の評価を実施している．

基準 E.7.7.3　＊　診療所チームはセルフケアのプログラムや地域リソースの利用を支援する．

追加情報（最新のリンクは http://quality.resources.machealth.ca で確認を）

- Canadian Thoracic Society. Guidelines and Standards. ［インターネット］2014.8.20. 確認
  下記から入手可能
  www.lung.ca/cts-sct/guidelines-lignes_e.php

- Lung Association：Home ［インターネット］2014.8.20. 確認
  下記から入手可能
  www.lung.ca/home-accueil_e.php

- Stanford School of Medicine.　Stanford Self-Management Programs ［インターネット］2014.8.20. 確認
  下記から入手可能
  http://patienteducation.stanford.edu/programs/

効果的な診療（Effective Clinical Practice） カテゴリー E

サブカテゴリー E.7　慢性疾患のマネージメント

指標 E.7.7

COPD

COPD の患者へ推奨されるマネジメントは，専門医との併診，薬剤の評価，生活習慣改善のアドバイスといった内容が含まれる．

基準 E.7.7.1　★　COPD のマネジメントは最良の診療ガイドラインに基づいている．

　　解説・解釈
- 診療所には，専門医やそのほかの関連医療従事者への紹介や併診を含む，喘息患者のマネジメントのシステムがある（G.1.1 診療所におけるケアの継続性参照）．
  - 患者の COPD のマネジメントをアップデートするシステムがある．例えばフローシート，カルテによるリマインダー，フォローアップなど．
  - 診療所チームは COPD と合併症の管理によい生活習慣改善を支援する（E.1.1 喫煙も参照）．
- 診療所は，COPD の患者と COPD 薬で治療を行っている患者のリストを常に用意している．
- 診療所は毎年 COPD の患者の診療録のオーディットを実施し，その結果について改善策を立案している．このオーディットの内容には，喫煙，インフルエンザワクチン接種，肺炎球菌ワクチン接種，処方薬，他の専門家への紹介が含まれる．また過去 15 ヶ月間における，以下の記録がある COPD 患者の割合も含まれている．
  - 肺機能検査で診断が確定している．
  - FEV1．
  - 吸入薬が使用されている；吸入の手技が確認されている．
  - 過去 15 ヶ月の喫煙状況と，禁煙について提案されている．
  - 肺炎球菌ワクチンの接種．
  - インフルエンザワクチン接種が 9/1 ～ 3/31 の間に施行されている．

基準 E.7.7.2　＊　COPD の患者に対する定期的な薬剤の評価を実施している．

　　解説・解釈
- 診療所は，定期的に COPD の患者の薬剤を評価している．同定された問題について解決策がある（D.6.2 処方マネジメント参照）．

基準 E.7.7.3　＊　診療所チームはセルフケアのプログラムや地域リソースの利用を支援する．

　　解説・解釈
- 診療所は COPD の患者が地域のプログラムやホームページ，パンフレット，フリーダイヤルの相談窓口，セルフケアプログラムなどを見つけられるよう支援する．

カテゴリー E　効果的な診療（Effective Clinical Practice）

サブカテゴリー E.7　慢性疾患のマネージメント

指標 E.7.8 　　　甲状腺機能低下症

基準 E.7.8.1　　★　甲状腺機能低下症のマネジメントは最良の診療ガイドラインに基づいている．

基準 E.7.8.2　　＊　甲状腺機能低下症の患者に対する定期的な薬剤の評価を実施している．

基準 E.7.8.3　　＊　診療所チームはセルフケアのプログラムや地域リソースの利用を支援する．

効果的な診療（Effective Clinical Practice） カテゴリーE

サブカテゴリー E.7 慢性疾患のマネージメント

指標 E.7.8

甲状腺機能低下症

甲状腺機能低下症の患者への推奨されるマネジメントは，専門家との併診，定期的な薬剤の評価といった内容が含まれる．

基準 E.7.8.1 ★ 甲状腺機能低下症のマネジメントは最良の診療ガイドラインに基づいている．

解説・解釈
- 診療所には甲状腺機能低下症患者のマネジメントにおいて，専門医への紹介や併診を含む，エビデンスに基づいたシステムがある（G.1.1 参照）
  - 患者の甲状腺機能低下症のマネジメントをアップデートするシステムがある。例えばフローシート，カルテによるリマインダー，フォローアップなど
- 診療所は，甲状腺機能低下症の患者リストを常に用意しており，薬剤治療を行っている患者を確認できるようになっている
- 診療所は毎年，甲状腺機能低下症の患者の診療録のオーディットを実施し，その結果について改善策を立案している。このオーディットは，採血検査結果，処方薬，他の専門家への紹介が含まれる。また過去15ヶ月間における，甲状腺機能検査値と異常値のフォローアップの記録がある甲状腺機能低下症患者の割合も含まれている．

基準 E.7.8.2 ＊ 甲状腺機能低下症の患者に対する定期的な薬剤の評価を実施している．

解説・解釈
- 診療所は，定期的に甲状腺機能低下症の患者の薬剤を評価する。同定された問題を解決する計画がある（D.6.2 処方マネジメント）．

基準 E.7.8.3 ＊ 診療所チームはセルフケアのプログラムや地域リソースの利用を支援する．

解説・解釈
- 診療所は甲状腺機能低下症の患者が地域のプログラムやホームページ，パンフレット，フリーダイヤルの相談窓口，セルフケアプログラムなどを見つけられるよう支援する．

追加情報（最新のリンクは http://quality.resources.machealth.ca で確認を）

- Thyroid Foundation of Canada. Home ［インターネット］2014.8.20. 確認
  下記から入手可能
  www.thyroid.ca

- GPAC: Guidelines and Protocols Advisory Committee（BC）. Thyroid Function Tests in the Diagnosis and Monitoring of Adults ［インターネット］2014.8.20. 確認
  下記から入手可能
  www.bcguidelines.ca/gpac/guideline_thyroid.html

- Stanford School of Medicine. Stanford Self-Management Programs ［インターネット］2014.8.20. 確認
  下記から入手可能
  http://patienteducation.stanford.edu/programs/

カテゴリー E　効果的な診療（Effective Clinical Practice）

サブカテゴリー E.7　慢性疾患のマネージメント

指標 E.7.9　てんかん

基準 E.7.9.1　★　てんかんのマネジメントは最良の診療ガイドラインに基づいている．

基準 E.7.9.2　＊　てんかんの患者に対する定期的な薬剤の評価を実施している．

基準 E.7.9.3　＊　診療所チームはセルフケアのプログラムや地域リソースの利用を支援する．

効果的な診療（Effective Clinical Practice）　カテゴリー E

サブカテゴリー E.7　慢性疾患のマネージメント

指標 E.7.9
てんかん

てんかんの患者への推奨されるマネージメントは，専門家との併診，定期的な薬剤の評価，毎年の診療録のオーディットといった内容が含まれる．

基準 E.7.9.1　★　てんかんのマネジメントは最善の診療ガイドラインに基づいている．

解説・解釈
- 診療所には，専門医への紹介や併診を含む，てんかん患者のマネジメントシステムがある（G.1.1 診療所におけるケアの継続性参照）．
  - 患者のてんかんのマネジメントをアップデートするシステムがある．例：フローシート，カルテによるリマインダー，フォローアップなど．
- 診療所は，てんかんの患者リストを常に用意している．
- 診療所は毎年，てんかんの患者の診療録のオーディットを実施し，その結果について改善策を立案している．このオーディットは，採血検査結果，処方薬，他の専門家への紹介，てんかんの発症の有無とその頻度といった内容が含まれる．

基準 E.7.9.2　＊　てんかんの患者に対する定期的な薬剤の評価を実施している．

解説・解釈
- 診療所は，定期的にてんかんの患者の薬剤を評価する．同定された問題を解決する計画がある（D.6.2 処方マネジメント）．

基準 E.7.9.3　＊　診療所チームはセルフケアのプログラムや地域リソースの利用を支援する．

解説・解釈
- 診療所はてんかんの患者が地域のプログラムやホームページ，パンフレット，フリーダイヤルの相談窓口，セルフケアプログラムなどを見つけられるよう支援する．

追加情報（最新のリンクは http://quality.resources.machealth.ca で確認を）

- Epilepsy Ontario. Home［インターネット］2014.8.20. 確認
  下記から入手可能
  www.epilepsyontario.org

- Ross SD, Estok R, Chopra S, French J. Management of Newly Diagnosed Patients with Epilepsy - A Systematic Review of the Literature［インターネット］. Rockville（MD）: Agency for Healthcare Research and Quality（US）: 2001 Sept ［2014.8.20. 確認］
  下記から入手可能
  www.ncbi.nlm.nih.gov/bookshelf/br.fcgi?book=erta39

- Stanford School of Medicine. Stanford Self-Management Programs［インターネット］2014.8.20. 確認
  下記から入手可能
  http://patienteducation.stanford.edu/programs/

カテゴリー E　効果的な診療（Effective Clinical Practice）

サブカテゴリー E.7　慢性疾患のマネージメント

指標 E.7.10　　癌

基準 E.7.10.1　★　癌のケア（診断、治療、アフターケア）は最良の診療ガイドラインに基づいている．

基準 E.7.10.2　＊　癌の患者に対する定期的な薬剤の評価を実施している．

基準 E.7.10.3　＊　診療所チームはセルフケアのプログラムや地域リソースの利用を支援する．

追加情報（最新のリンクは http://quality.resources.machealth.ca で確認を）

- Cancer Care Ontario. Home［インターネット］2014.8.20. 確認
  下記から入手可能
  www.cancercare.on.ca

- Cancer Care Ontario. Regional Cancer Programs［インターネット］2014.8.20. 確認
  下記から入手可能
  www.cancercare.on.ca/ocs/rcp/

- Fred Hutchinson Cancer Research Center（WA）．Survivorship Care Plan
  ［インターネット］2014.8.20. 確認
  下記から入手可能
  www.fhcrc.org/content/public/en/treatment/survivorship/survivorship-clinic/care-plan.html

- Memorial Sloan-Kettering Cancer Center（NY）．Survivorship Care Plan［インターネット］2014.8.20. 確認
  下記から入手可能
  www.mskcc.org/mskcc/html/92047.cfm

- Stanford School of Medicine．Stanford Self-Management Programs［インターネット］2014.8.20. 確認
  下記から入手可能
  http://patienteducation.stanford.edu/programs/

効果的な診療（Effective Clinical Practice） カテゴリーE

サブカテゴリー E.7 慢性疾患のマネージメント

指標 E.7.10
癌

癌の患者への最良の診療ガイドラインは専門家との併診，薬剤の評価，診断と現在の治療とアフターケアについて注意深く記録することが含まれる．

基準 E.7.10.1 ★ 癌のケア（診断，治療，アフターケア）は最良の診療ガイドラインに基づいている．

解説・解釈
- 診療所にはエビデンスに基づいた癌患者のマネジメントのシステムがある．それは専門医，MRP腫瘍医，MRP家庭医への紹介や併診を含み，またケアプラン，カルテにおける監査／臨床／薬剤／心理社会的調査のリマインダーが含まれる（G.1.1 診療所におけるケアの継続性参照）．ある種の癌はその種類に応じたガイドラインとケアプランが必要である．
  ➢ 患者の癌のマネジメントをアップデートするシステムがある．例えばフローシート，チャートによるリマインダー，フォローアップなど．
- 診療所は，癌患者のリストと，最新の地域パスによる管理を常に用意している．
- 診療所は毎年，癌患者の診療録のオーディットを実施し，その結果について改善策を立案している．このオーディットは，採血検査結果，処方薬，他の専門家への紹介が含まれる．また以下の記録がある癌患者の割合も含まれている．
  ➢ 診断告知を診療所が受けてから6ヶ月以内に，癌のケアを調査するため臨床チームのメンバーが訪問した患者．
  ➢ 癌センター（あるいはそれに相当する施設）の専門医にフォローされている．
  ➢ 臨床チームにフォローされている．
  ➢ 癌の治療，サーベイランス，身体診察，検査結果，心理社会的状況，薬剤について調査と評価が含まれるケアプランを持っている．

基準 E.7.10.2 ＊ 癌の患者に対する定期的な薬剤の評価を実施している．

解説・解釈
- 診療所は，癌患者における癌の経過の最初から最後まで，定期的に薬剤を評価している（治療，化学療法の副作用，症状管理，現在のケアとアフターケアにおける投薬，副作用のサーベイランスなどがあるときに）．同定された問題を解決する計画がある（D.6.2 処方マネジメント参照）．

基準 E.7.10.3 ＊ 診療所チームはセルフケアのプログラムや地域リソースの利用を支援する．

解説・解釈
- 診療所は癌患者が地域の癌プログラムに繋がるのを支援したり，地域のプログラムやホームページ，パンフレット，フリーダイヤルの相談窓口，セルフケアプログラムなどを見つけられるよう支援する．

＊注：MRP = most responsible physician，入退院調整をしたり入院で最初に診療にあたる，いわゆる主治医のこと．
http://www.health.gov.on.ca/en/pro/programs/ecfa/quality/research/clinical_mrp_qip.aspx

カテゴリーE　効果的な診療（Effective Clinical Practice）

サブカテゴリー E.8　緩和ケア

指標 E.8.1　　　緩和ケア

基準 E.8.1.1　★　緩和ケアは最良の診療ガイドラインに基づいている．

基準 E.8.1.2　＊　緩和ケア患者に対する定期的な薬剤の評価を実施している．

基準 E.8.1.3　＊　診療所チームはセルフケアプログラムや地域リソースの利用を支援する．

⚖：　法で定められている，要求されている項目（カナダ）
★：　ベスト・プラクティスに必要とされる項目
＊：　さらに質を高めるために望まれる項目

追加情報（最新のリンクは http://quality.resources.machealth.ca で確認を）

- College of Physician & Surgeons of Ontario: Decision-making for the End of life
  ［インターネット］2014年12月1日確認
  下記から入手可能
  http://www.cpso.on.ca/policies-publications/policy/decision-making-for-the-end-of-life

- Cancer Care Ontario. Symptom Assessment & Management Tools-Edmonton Symptom Assessment（ESAS）
  ［インターネット］2014年12月1日確認
  下記から入手可能
  www.cancercare.on.ca/cms/one.aspx?objectId=58189&contextId=1377

- Stanford School of Medicine. Stanford Self-Management Programs［インターネット］2014年12月1日確認
  下記から入手可能：
  http://patienteducation.stanford.edu/programs/

効果的な診療（Effective Clinical Practice） カテゴリー E

サブカテゴリー E.8　緩和ケア

指標 E.8.1
緩和ケア

緩和ケア患者への推奨されるマネジメントは，紹介や併診のシステムと，定期的な薬剤の評価といった内容が含まれる．

基準 E.8.1.1　★　緩和ケアは最良の診療ガイドラインに基づいている．

解説・解釈

- 診療所には，専門医への紹介や併診を含む，緩和ケア患者のマネジメントのシステムがある（G.1.1 診療所におけるケアの継続性も参照）．
  - ➢ 緩和ケア患者のマネジメントをアップデートするシステムがある．
    例：フローシート，カルテによるリマインダー，フォローアップなど．
- 緩和ケア患者のリストを常に用意している．
- 診療所は毎年，緩和ケア患者の診療録のオーディットを実施し，その結果について改善策を立案している．このオーディットは，生存している，あるいは死亡した緩和ケア患者の，緩和ケアプラン，ホスピスケアの選択肢，痛みや症状へのマネジメント，家族や介護者へのサポート，死亡時レビュー*1，死別へのサポートや追悼式*2 が含まれる．また下記の患者の割合も含まれている．
  - ➢ 緩和ケアが必要な状態と診断された患者．
  - ➢ 緩和ケアプランがある患者．
  - ➢ 在宅死した患者．

基準 E.8.1.2　＊　緩和ケア患者に対する定期的な薬剤の評価を実施している．

解説・解釈

- 診療所は，定期的に緩和ケア患者の薬剤を評価している．同定された問題について解決策がある（D.6.2 処方マネジメントも参照）．

基準 E.8.1.3　＊　診療所チームはセルフケアプログラムや地域リソースの利用を支援する．

解説・解釈

- 緩和ケア患者が地域の緩和ケアプログラム，ホスピス，レスパイトと結びつくよう支援し，地域のプログラムやホームページ，ESAS（Edmonton Symptom Assessment System）*3，パンフレット，フリーダイヤルの相談窓口やセルフケアプログラムなどを見つけられるよう支援する．

＊1 注：いわゆるデスカンファレンスのような患者死亡後の振返り．

＊2 注：カナダのホスピスでは、年数回死者への追悼式が行われるのが一般的．

＊3 注：その時の痛みや倦怠感、抑うつ状態など 10 項目を 10 段階のスケールで記録し、客観的に症状を把握する評価法．

カテゴリーE 効果的な診療（Effective Clinical Practice）

サブカテゴリー E.9　オープン指標

指標 E.9.1　　オープン指標

基準 E.9.1.1　★　（　　　　）は最良の診療ガイドラインに基づいている．

基準 E.9.1.2　＊　（　　　　）の患者に対するの定期的な薬剤の評価を実施している．

基準 E.9.1.3　＊　診療所チームはセルフケアプログラムや地域リソースの利用を支援する．

> ⚖：法で定められている，要求されている項目（カナダ）
> ★：ベスト・プラクティスに必要とされる項目
> ＊：さらに質を高めるために望まれる項目

> **追加情報**（最新のリンクは http://quality.resources.machealth.ca で確認を）
> ●オープン指標において，カナダの，もしくは他の関連するガイドラインをインターネットや，コクランライブラリーや，必要に応じて他のサイトを探すことを我々は推奨する．
> Stanford School of Medicine. Stanford Self-Management Programs（インターネット）［2014年12月8日確認］下記から入手可能
> http://patienteducation.stanford.edu/programs/

効果的な診療 (Effective Clinical Practice)　カテゴリーE

サブカテゴリー E.9　オープン指標

指標 E.9.1

オープン指標

この名称のついていない指標は，診療所チームが診療の上で重要，かつ関連がある他の臨床問題の指標に応用できるフレームワークとして適応，活用できるものである．

基準 E.9.1.1　★　（　　　　）は最良の診療ガイドラインに基づいている．

　　解説・解釈
- 診療所には，専門医への紹介や併診を含む，（　　　　）の患者のマネジメントシステムがある（G.1.1　診療所におけるケアの継続性参照）．
    - ➢（　　　　）の患者のマネジメントをアップデートするシステムがある．
        例：フローシート，カルテによるリマインダー，フォローアップなど．
- （　　　　）の患者のリストを常に用意している．
- 診療所は毎年，（　　　　）の患者の診療録のオーディットを実施し，その結果について改善策を立案している．

基準 E.9.1.2　＊　（　　　　）の患者に対する定期的な薬剤の評価を実施している．

　　解説・解釈
- 診療所は，定期的に緩和ケア患者の薬剤を評価している．同定された問題について解決策がある（D.6.2　処方マネジメントも参照）．

基準 E.9.1.3　＊　診療所チームはセルフケアプログラムや地域リソースの利用を支援する．

　　解説・解釈
- （　　　　）の患者が地域のプログラムやホームページ，パンフレット，フリーダイヤルの相談窓口やセルフケアプログラムなどを見つけられるよう支援する．

Note

効率性(Efficient) カテゴリーF

カテゴリーF　効率性(Efficient)

　このカテゴリーの指標を用いることで，不要な重複を減らし，時間のむだを省き，検査や結果報告が効率よく管理できるようにする．

　The Institute of Medicine（米国医学研究所）は効率性を以下のように定義している．

　「むだを省くこと。むだには，患者の時間，医療機器，必要資材，アイデア，労力をむだにしてしまうことも含まれる」

　The Ontario Health Quality Council は「ヘルスシステムは，絶えずむだを省く方法を探求すべきである．むだには必要資材，医療機器，時間，アイデア，情報をむだにしてしまうことも含まれる」と述べている．

カテゴリーFは1つのサブカテゴリーと1つの指標からなる．

サブカテゴリー F.1　効率的な情報管理

指標 F.1.1

患者の検査報告を効率的に管理するシステムがある．

　　診療所には患者の検査結果，結果報告を管理し，検査の重複を避け，予約を効率的に管理する確立された手順がある．

カテゴリーF 効率性（Efficient）

サブカテゴリー F.1　効率的な情報管理

指標 F.1.1　　患者の検査報告を効率的に管理するシステムがある．

基準 F.1.1.1　＊　診療所チームに検査や検査センターへの紹介の重複を避けるためのシステムがある．

基準 F.1.1.2　＊　診療所チームには，次の予約までに患者の検査結果を確実に準備して利用する事が出来るシステムがある．

基準 F.1.1.3　＊　毎年の患者満足度調査では，患者が不必要に繰り返される検査をうけていたり，検査結果や結果報告を受け取るのが遅れたりすることがないか確認している．

効率性 (Efficient)　カテゴリーF

サブカテゴリー F.1　効率的な情報管理

指標 F.1.1
患者の検査報告を効率的に管理するシステムがある.

診療所には患者の検査結果，結果報告を管理し，重複した検査を避け，予約を効率的に管理する確立された手順がある．

基準 F.1.1.1　＊　診療所チームに検査や検査センターへの紹介の重複を避けるためのシステムがある．

解説・解釈
- 診療所管理者は，検査や検査センターへの紹介の重複をさけるために，どのようにそれらをフォローするのか説明できる．

基準 E.1.1.2　＊　診療所チームには次の予約までに患者の検査結果を確実に準備して利用する事が出来るシステムがある．

解説・解釈
- 診療所チームが次回の予約時に患者の検査結果や結果報告が確実に準備され利用できるようにする方法を，管理者は説明できる．

基準 E.1.1.3　＊　毎年の患者満足度調査では，患者が不必要に繰り返される検査をうけていたり，検査結果や結果報告を受け取るのが遅れたりすることがないか確認している．

解説・解釈
- 患者満足度調査には，不必要に繰り返される検査に関する質問や検査結果や結果報告を受け取るのが遅れたりしていないかに関する質問を含んでいる．

追加情報（最新のリンクは http://quality.resources.machealth.ca で確認を）

- White B. Preventing Errors in Your Practice: Four Principles for Better Test-Result Tracking. Fam Pract Manag ［インターネット］2014.11.13. 確認.
下記から入手可能
www.aafp.org/fpm/20020700/41four.html　9(7):41-44.

- College of Physicians & Surgeons of Ontario. Medical Records ［インターネット］2014.11.13. 確認.
下記から入手可能
www.cpso.on.ca/policies/policies/default.aspx?id=1686

Note

統合ケアと継続性（Integrated and continuous） カテゴリーG

カテゴリーG　統合ケアと継続性

このカテゴリーの指標を用いて，統合ケアとケアの継続性を確実に提供できるようにする．このようなものには，患者の複雑なニーズに対するサービス提供，コミュニティケアとの統合，診療所外でのケアの提供が含まれる．

The Ontario Health Quality Council は「ヘルスシステムに参加している全ての機関は，質の高いケアを提供するために組織され，互いに連携し，協働すべきである．」と述べている．

カテゴリーGは2つのサブカテゴリーと3つの指標からなる．

サブカテゴリーG.1　診療所におけるケアの継続性

指標G.1.1

診療所チームはケアの継続性を担保している．

　診療所チームは，病院によるサービス，専門医，地域の各機関とのつながりを含めた，継続性，包括性，協調性をもった医学的ケアを提供している．患者は診療所チームのメンバーと継続的な関係を作る機会を持っている．

指標G.1.2

診療所チームは，複雑なニーズの患者（受診頻度が高い患者，救急外来をよく受診する患者，しばしば重篤化する患者，多数のプロブレムをもつ患者）に対するケアの継続性を担保している．

　アラートシステムや時間外診療の管理によって，複雑なニーズをもった患者に対し，継続性，包括性，協調性をもった医学的ケアを確実に提供している．

サブカテゴリーG.2　診療所外のケア

指標G.2.1

診療所外のケアについて指針がある．

　診療所には，患者が自宅，病院，リハビリテーション施設，他の施設においてもケアが十分に行われるシステムがある．

- ⚖：法で定められている，要求されている項目（カナダ）
- ★：ベスト・プラクティスに必要とされる必須項目
- ＊：さらに質を高めるために望まれる項目

カテゴリー G　統合ケアと継続性（Integrated and continuous）

サブカテゴリー G.1　診療所におけるケアの継続性

指標 G.1.1　　　診療所チームはケアの継続性を担保している．

基準 G.1.1.1　＊　ケアの継続性は診療所チームにサポートされている．

基準 G.1.1.2　＊　産科，精神科，慢性疾患の管理において，専門医と協力して診療にあたっている．

基準 G.1.1.3　＊　ケアが他機関や地域サービス機関と統合されている．

> ⚖：法で定められている，要求されている項目（カナダ）
> ★：ベストプラクティスに必要とされる必須項目
> ＊：さらに質を高めるために望まれる項目

> **追加情報**（最新のリンクは http://quality.resources.machealth.ca で確認を）
> - College of Physicians & Surgeons of Ontario. Practice Tips from QA ［インターネット］2014.11.15. 確認
>   下記から入手可能
>   www.cpso.on.ca/members/resources/practicepartner/practicetips/default.aspx?id=1928
> - College of Physicians & Surgeons of Ontario. Test Results Management ［インターネット］［2014.11.15. 確認］
>   下記から入手可能
>   http://www.cpso.on.ca/CPSO/media/uploadedfiles/policies/policyitems/test_results.pdf?ext=.pdf

Quality Book of Tools

統合ケアと継続性（Integrated and continuous） カテゴリーG

サブカテゴリー G.1　診療所におけるケアの継続性

指標 G.1.1
診療所チームはケアの継続性を担保している．

診療所チームは，病院によるサービス，専門医，地域の各機関とのつながりを含めた，継続性，包括性，協調性をもった医学的ケアを提供している．患者は診療所チームのメンバーと継続的な関係を作る機会を持っている．

基準 G.1.1.1　＊　ケアの継続性は診療チームにサポートされている．

解説・解釈
- グループ診療を行う診療所に通院する患者は，きまった家庭医もしくは他のヘルスケア専門家をもち，一次提供者として登録されるよう努めている．
- 通訳や手話，他の医療従事者などの様々な人材をケアのサポートに利用している．
- 年に2回の患者の診療録のオーディットで，ケアの継続性について調査が行われている．

基準 G.1.1.2　＊　産科，精神科，慢性疾患の管理において専門医と協力して提供されている．

解説・解釈
- 臨床チームのメンバーは専門医との併診を最大限活用している．
- 診療所チームは，産科，精神科，慢性疾患の管理，癌のケアのような長期にわたる専門家によるケアが必要な患者のサポートを行っている．
- インシデントやクレームなどについて見直し，協議がなされ，将来同様の問題が起きないように対策がとられている．
- 年に2回の患者の診療録のオーディットで，専門家との併診について調査が行われている．

基準 G.1.1.3　＊　ケアが他機関や地域サービス機関と統合されている．

解説・解釈
- 診療所チームは，病院の特に外来部門と連携している．
- CCAC〔略語集（38ページ参照）〕やメンタルヘルス，糖尿病，緩和ケアのサービスなどの地域サービス機関の情報リストがある．
- 他機関に患者を紹介するケアプランシステムがある．
- 患者はコミュニティーや州の健康関連の公的機関について，例えば配付資料やパンフレット，あるいはポスターなどで情報が提供されている．
- 診療所の管理者は，診療所チームがどのように他の機関や地域サービス機関とコミュニケーションをとっているのか，コミュニケーションにはどのような障壁があるのか，あるいはその障壁をどのように取り除こうとしてきたのかなどについて熟知している．

カテゴリー G 統合ケアと継続性（Integrated and continuous）

サブカテゴリー G.1　診療所におけるケアの継続性

指標 G.1.2　　　診療所チームは，複雑なニーズの患者（受診頻度が高い患者，救急外来をよく受診する患者，しばしば重篤化する患者，多数のプロブレムをもつ患者）に対するケアの継続性を担保している．

基準 G.1.2.1　★　複雑なニーズの患者に対するケアの継続性についてのシステムがある．

基準 G.1.2.2　★　複雑なニーズの患者に対するオンコール対応／時間外対応についてのシステムがある．

統合ケアと継続性（Integrated and continuous） カテゴリーG

サブカテゴリー G.1　診療所におけるケアの継続性

指標 G.1.2

診療所チームは，患者の複雑なニーズの患者（受診頻度が高い患者，救急外来をよく受診する患者，しばしば重篤化する患者，多数のプロブレムをもつ患者）に対するケアの継続性を担保している．

アラートシステムや時間外診療の管理によって，複雑なニーズをもった患者に対し，継続性，包括性，協調性をもった医学的ケアが保証される．

基準 G.1.2.1　★　複雑なニーズの患者に対するケアの継続性についてのシステムがある．

解説・解釈
- 診療所には，精神的な問題，身体障害，終末期の問題のような，複雑なニーズをもった患者のリストがある．
- 上記のような患者に特別なニーズ，例えばファイルやコンピューターに記載されるレッドフラッグ（警告）のように，診療所チームメンバーに知らせるシステムがある．

基準 G.1.2.2　★　複雑なニーズの患者に対するオンコール対応／時間外対応についてのシステムがある．

解説・解釈
- 診療所には複雑なニーズをもつ患者に対するオンコール対応／時間外対応のシステムがある．

追加情報（最新のリンクは http://quality.resources.machealth.ca で確認を）

- College of Physicians & Surgeons of Ontario. Practice Tips from QA ［インターネット］2014.11.15. 確認
  下記から入手可能
  www.cpso.on.ca/members/resources/practicepartner/practicetips/default.aspx?id=1928

- College of Physicians & Surgeons of Ontario. Communication during patient handovers ［インターネット］2008年［2014.11.15. 確認］
  下記から入手可能
  http://www.cpso.on.ca/CPSO/media/uploadedfiles/policies/policies/policyitems/test_results.pdf?ext=.pdf

- Chan BTB, Ovens HJ. Frequent users of emergency departments: Do they also use family physicians' services? Can Fam Physician ［インターネット］2002年10月［2014.11.15. 確認］
  下記から入手可能
  www.cfp.ca/cgi/reprint/48/10/1654.pdf　48:1654-1660.

- the CCAC locator from the government of ontario website ［インターネット］［2014年7月14日引用］
  下記から入手可能
  http://healthcareathome.ca/

- Many communities produce resources about agencies and institutions:
  Hamilton Academy of Medicine. Home ［インターネット］2014.11.15. 確認
  下記から入手可能
  www.hamiltondoctors.ca/

- Findhelp Information Services. Blue Book of Community Services（Toronto）［インターネット］2014.11.15. 確認
  下記から入手可能
  www.211toronto.ca/index.jsp

カテゴリーG　統合ケアと継続性（Integrated and continuous）

サブカテゴリー G.2　診療所外のケア

指標 G.2.1　　　　　診療所外のケアについて指針がある．

基準 G.2.1.1　★　臨床チームはケアを必要とする患者に対し往診を行っている．

基準 G.2.1.2　＊　診療所チームには，病院やリハビリテーション施設，もしくは他の施設にいる患者をフォローして，管理するシステムがある．

統合ケアと継続性（Integrated and continuous） カテゴリー G

サブカテゴリー G.2　診療所外のケア

指標 G.2.1

診療所外のケアについて指針がある．

診療所には，患者が自宅，病院，リハビリテーション施設，他の施設においてもケアが十分に行われるシステムがある．

基準 G.2.1.1　★　臨床チームはケアを必要とする患者に対し往診を行っている．

解説・解釈
- 診療所には定期訪問診療を行っている在宅患者のリストがある．
- 往診を必要とする患者（定期受診のリマインダー，カルテ記入，請求書，在宅ケアを提供する他の施設との連携などを含む）を管理するシステムがある．

基準 G.2.1.2　*　診療所チームには，病院やリハビリテーション施設，もしくは他の施設にいる患者をフォローして，管理するシステムがある．

解説・解釈
- 診療所には，病院やリハビリテーションセンター，他の施設にいる患者を追跡，訪問，管理，それらの施設に移送するシステムがある．
- 他施設への訪問はカルテに記録され，請求される．
- 毎年のオーディットでは，病院やリハビリテーション施設，他の施設にいる患者の診療録の見直しが行われている．

追加情報（最新のリンクは http://quality.resources.machealth.ca で確認を）

- Ontario Association of Community Care Access Centres. メインページ［インターネット］2014.11.15. 確認　下記から入手可能
  http://oaccac.on.ca/

Note

適切な診療所リソース（Appropriate Practice Resources） カテゴリーH

カテゴリーH　適切な診療所リソース（Appropriate Practice Resources）

このカテゴリーの指標は，人材管理，施設管理，職場安全，火災管理，そして診療改善とその計画を含んでいる．

The Ontario Health Quality Council は資源の適正化を以下のように定義している．
「ヘルスシステムには，人々の健康ニーズを満たすために十分な，資格のある提供者，資金，情報，設備，供給，施設を保有すべきである」．

カテゴリーHは4つのサブカテゴリーと11の指標からなる

サブカテゴリー H.1　人材管理

指標 H.1.1
診療所の臨床チームのすべてのメンバーは免許を持ち，資格を保有している．
　臨床チームのメンバーは免許を持ち，資格を保有しており，その免許，認証，資格を維持・更新している．

指標 H.1.2
診療所に，人材管理の方針と手順がある．
　診療所には，文書化された事業所の方針と，各職員が署名した雇用契約書を含めた人材管理の方針と手順がある．

指標 H.1.3
診療所メンバーはチームとして機能している．
　診療所メンバーはチームとして機能し，定期的な診療会議が開催され記録されている．

指標 H.1.4
診療所チームのメンバーはライフワークバランスがとれている．
　診療所チームのメンバーは，ライフワークバランスがとれている．パートタイムやフレックスタイム制が支援され，育児のニーズも勤務計画に組み込まれている．

サブカテゴリー E.2　設備

指標 H.2.1
診療所がバリアフリーである．
　診療所は，移動能力に障害をもつ患者を含めた多くの患者にとってアクセスしやすい．

指標 H.2.2
待合室は患者とその家族に配慮された空間になっている．
　待合室にはFTE〔略語集（38ページ参照）〕医師ひとりあたり患者4人分の座席があり，また盲導犬や電動シニアカーに配慮されたスペースがある．

指標 H.2.3
診察室は患者の快適さとプライバシーが保たれている．
　診察室は快適でありプライバシーが確保されている．会話は外部にもれないようになっている．

サブカテゴリー H.3　職場安全と防火管理体制

指標 H.3.1
診療所は職場安全に注力している．
　職場安全保険局（WSIB）と労働安全衛生法（OHSA）に準拠している．

指標 H.3.2
火災リスクが最小化されている．
　承認された避難計画や防火装備などの防火環境が整えられている．

サブカテゴリー E.4　診療所改善とその計画

指標 H.4.1
診療所チームは持続的な診療所の質改善（CQI）に積極的に取り組んでいる．
　診療所チームが持続的な診療所の質改善（CQI）の文化を推進するように，指定された責任者がいる．

指標 H.4.2
診療所チームは改善とリスク管理のために策定された診療計画を有している．
　診療所チームは，防災計画も含む，改善とリスク管理のための定期的で目的をもった計画を立てている．

カテゴリーH 適切な診療所リソース（Appropriate Practice Resources）

サブカテゴリー H.1　人材管理

指標 H.1.1　　　診療所の臨床チームのすべてのメンバーは免許を持ち，資格を保有している．

基準 H.1.1.1　★　臨床チームのメンバーは免許や登録，認定，医療賠償責任保険［CMPA（略語集38ページ参照）または同等のもの］を維持・更新している．

基準 H.1.1.2　★　臨床チームのメンバーは手技や処方，医療指示などの認証や資格を維持している．

適切な診療所リソース（Appropriate Practice Resources） カテゴリー H

サブカテゴリー H.1　人材管理

指標 H.1.1
診療所の臨床チームのすべてのメンバーは免許を持ち，資格を保有している．

臨床チームのメンバーは免許を持ち，資格を保有しており，その免許，認証，資格を維持・更新している．

基準 H.1.1.1　★　臨床チームのメンバーは免許や登録，認定，医療賠償責任保険［CMPA（略語集38ページ参照）または同等のもの］を維持・更新している．
解説・解釈
・診療所の管理者はチームメンバーの免許や証書，各種認定の記録を毎年更新し続けている．

基準 H.1.1.2　★　臨床チームのメンバーは手技や処方，医療指示などの認証や資格を維持している．
解説・解釈
・診療所は毎年誰が手技や処方，医療指示などの認証や資格を有しているのかのリストを毎年見直している．

追加情報（最新のリンクは http://quality.resources.machealth.ca で確認を）

免許，免許の更新，保険はすべての医療職に当てはまる。以下は家庭医およびナースプラクティショナーにおける例である。

- College of Physicians & Surgeons of Ontario. Annual Membership Renewal ［インターネット］2014.10.3. 確認
  下記から入手可能
  www.cpso.on.ca/members/membership/default.aspx?id=1874

- College of Family Physicians of Canada. Mainpro © - Maintenance of Proficiency ［インターネット］2014.10.3. 確認
  下記から入手可能
  www.cfpc.ca/mainpro/

- Canadian Medical Protective Association. CMPA - Highlights ［インターネット］2014.10.3. 確認
  下記から入手可能
  https://www.cmpa-acpm.ca/regional-highlights-ontario

- Canadian Medical Protective Association & Canadian Nurses Protective Society. CMPA/CNPS Joint Statement on Liability Protection for Nurse Practitioners and Physicians in Collaborative Practice ［インターネット］2014.10.3. 確認
  下記から入手可能
  www.cnps.ca/joint_statement/English_CMPA_CNPS_joint_stmt.pdf

- Canadian Nurses Association, Canadian Medical Association & Canadian Pharmacists Association. Joint Position Statement - Scopes of Practice ［インターネット］2014.10.3. 確認
  下記から入手可能
  http://www.cna-aiic.ca/~/media/cna/page-content/pdf-en/10% 20-% 20ps66_scopes_of_practice_june_2003_e.pdf

カテゴリー H　適切な診療所リソース（Appropriate Practice Resources）

サブカテゴリー H.1　人材管理

指標 H.1.2　　診療所に，人材管理の方針と手順がある．

- 基準 H.1.2.1　★　診療所に採用，人材保持，面接の基準，懲戒処分を行う手順を含む，文書化された事業所の方針がある．
- 基準 H.1.2.2　★　個々の診療所メンバーとの契約期間と条件が記載されている，署名された雇用契約書がある．
- 基準 H.1.2.3　★　診療所チームのすべてのメンバーは，主な仕事内容，指示命令系統，年次人事考課の日程を含む，職務記述書を有している．
- 基準 H.1.2.4　★　診療所チームのすべてのメンバーは，それぞれの役職に適切な手順で，オリエンテーションとトレーニングがなされている．
- 基準 H.1.2.5　＊　毎年，診療所チームのすべてのメンバーのパフォーマンスについての再評価が行われている．メンバーには診療のパートナーも含む．
- 基準 H.1.2.6　＊　診療所は，生涯学習を支援している．
- 基準 H.1.2.7　★　診療所に，財務管理の方針と手順がある．

適切な診療所リソース（Appropriate Practice Resources） カテゴリー H

サブカテゴリー H.1　人材管理

指標 H.1.2
診療所に，人材管理の方針と手順がある．

診療所には，文書化された事業所の方針と，各職員が署名した雇用契約書を含めた人材管理の方針と手順がある．

基準 H.1.2.1　★　診療所に採用，人材保持，面接の基準，懲戒処分を行う手順を含む，文書化された事業所の方針がある．

解説・解釈
- 診療所に職場の管理方針と手順を網羅した手順マニュアルがある：スタッフは容易にこれらのマニュアルを手にすることができる．
- 診療所の管理者は，職員の採用と選抜について明示したプロセスを含む，明確に述べられた事業所の方針がある．

基準 H.1.2.2　★　個々の診療所メンバーとの契約期間と条件が記載されている，署名された雇用契約書がある．

解説・解釈
- 診療所の管理者は，個々の職員（代診医も含む）の雇用期間と条件が記載され署名された雇用契約書を維持するシステムを有している．

基準 H.1.2.3　★　診療所チームのすべてのメンバーは，主な仕事内容，指示命令系統，年次人事考課の日程を含む，職務記述書を有している．

解説・解釈
- 診療所の管理者は，診療所のすべてのチームメンバーの現在の職務記述書を作ることができる．それには主な仕事内容，指示命令系統，年次人事考課の日程を含む．

基準 H.1.2.4　★　診療所チームのすべてのメンバーは，それぞれの役職に適切な手順で，オリエンテーションとトレーニングがなされている．

解説・解釈
- 新入職員のためのオリエンテーションのマニュアルがある．新入職員とは臨時採用のスタッフや代診医も含む．
- 診療所の管理者は，スタッフのオリエンテーションを確実に実施し，記録する．

基準 H.1.2.5　*　毎年，診療所チームのすべてのメンバーのパフォーマンスについての再評価が行われている．メンバーには診療のパートナーも含む．

解説・解釈
- 診療所の管理者は，パフォーマンスを再評価するシステムがある．それは，評価に必要な適切なデータと，実際評価したデータとその結果，そこからの計画の立案も含まれる．（生涯学習の計画も含む）．

カテゴリーH　適切な診療所リソース（Appropriate Practice Resources）

サブカテゴリー H.1　人材管理

基準 H.1.2.6　＊　診療所は，生涯学習を支援している．

解説・解釈

- 診療所の管理者は，以下のことを保証する．
    - 診療所チームのメンバーは，毎年の再評価の一貫として，自分たちの生涯学習の学習ニーズを明確にする．
    - 生涯学習の活動は支援される（金銭的，時間的，あるいはそれと同等の方法で）．
    - 様々な教育資源や教材は，学習の目的のために診療所のメンバーが使用できるようになっている（インターネット，教科書，文献等）．

基準 H.1.2.7　★　診療所に，財務管理の方針と手順がある．

解説・解釈

- 診療所の管理者は以下を保有している．
    - 金融取引の処理の方針．
    - 誰がどのレベルで財務の責任があるのかを明確に示したリスト．
    - 毎年の財務手続と金融取引の会計監査．

追加情報（最新のリンクは http://quality.resources.machealth.ca で確認を）

- Ministry of Health & Long-Term Care (Ontario). Family Health Teams-Advancing Primary Health Care: Guide to Collaborative Practice ［インターネット］2014.10.3. 確認．
  下記から入手可能
  http://www.health.gov.on.ca/en/pro/programs/fht/docs/fht_collab_team.pdf

- College of Family Physicians of Canada. Mainpro©-Maintenance of Proficiency ［インターネット］2014.10.3. 確認．
  下記から入手可能
  www.cfpc.ca/mainpro/

- McNamara C. Basic Guide to Financial Management in For-Profits ［インターネット］2014.10.3. 確認．
  下記から入手可能
  http://managementhelp.org/businessfinance/index.htm

適切な診療所リソース（Appropriate Practice Resources） カテゴリー H

サブカテゴリー H.1 　人材管理

指標 H.1.3 　　　　診療所メンバーはチームとして機能している．

基準 H.1.3.1 　＊　　診療所はチームが機能する活動を促進する．

基準 H.1.3.2 　＊　　診療所チームはチーム機能を評価する．

カテゴリーH 適切な診療所リソース（Appropriate Practice Resources）

Note

適切な診療所リソース（Appropriate Practice Resources） カテゴリー H

サブカテゴリー H.1　人材管理

指標 H.1.3

診療所メンバーはチームとして機能している．

診療所メンバーはチームとして機能し，定期的な診療会議が開催され記録されている．

基準 H.1.3.1　＊　診療所はチームが機能する活動を促進する．

解説・解釈

- 診療所の管理者は
  - 診療所チームが，どうやって新しいニーズに応え，日常的にコミュニケーションを取り，問題に取り組むか知っている．
  - 定期的な診療会議の記録と，行動志向の議事録を作成することができる．
  - 臨時会議の記録と議事録を作成することができる．
  - 診療所チームのすべてのメンバーが計画立案と意思決定に参加する機会を確保する．
  - チームメンバーのために学際的なイベントを提供する（トレーニングの機会，社会的なイベントなど）．
  - 診療所チームのメンバーの貢献を評価する．

基準 H.1.3.2　＊　診療所チームはチーム機能を評価する．

解説・解釈

- 診療所の管理者は，公式，非公式のチーム機能の評価を，診療所チームがどう実施しているかを説明できる．

追加情報（最新のリンクは http://quality.resources.machealth.ca で確認を）

- Way D, Jones L, Baskerville B, Busing N. Primary health care services provided by nurse practitioners and family physicians in shared practice. CMAJ ［インターネット］2014.10.3. 確認
  下記から入手可能
  www.ncbi.nlm.nih.gov/pmc/articles/PMC81583/　165(9):1210-1214.

- Ministry of Health & Long-Term Care（Ontario）. Family Health Teams-Advancing Primary Health Care: Guide to Collaborative Practice ［インターネット］2014.10.3. 確認
  下記から入手可能
  http://www.health.gov.on.ca/en/pro/programs/fht/docs/fht_collab_team.pdf

カテゴリー H　適切な診療所リソース（Appropriate Practice Resources）

サブカテゴリー H.1　人材管理

指標 H.1.4　　　診療所チームのメンバーはワークライフバランスがとれている．

基準 H.1.4.1　＊　診療所は，健康的なワークライフバランスを支援している．

適切な診療所リソース（Appropriate Practice Resources） カテゴリー H

サブカテゴリー H.1　人材管理

指標 H.1.4
診療所チームのメンバーはワークライフバランスがとれている．

　診療所チームのメンバーは，ワークライフバランスがとれている．パートタイムやフレックスタイム制が支援され，育児のニーズも勤務計画に組み込まれている．

基準 H.1.4.1　＊　診療所は，健康的なワークライフバランスを支援している．

解説・解釈
- 診療所の管理者は
  - 適切な場合，パートタイムやフレックスタイム制を支援している．
  - 勤務計画に育児のニーズを取り入れる．
  - 勤務時間とスタッフ数を，患者や介護者のニーズとのバランスが保たれるように確実に調整している（早出，夜勤など）．
- 診療所の管理者は以下を作成する．
  - 人材管理マニュアルに以下の記載がある．休暇，代休，病欠，生涯学習，休職，有給休暇，産休，父親の産休など．
  - 診療所チームの満足度調査．これには問題がどう解決されたかも含まれる．

追加情報（最新のリンクは http://quality.resources.machealth.ca で確認を）

- Physician Health Program & Professionals Health Program (OMA). PHP-Home ［インターネット］2014.10.3. 確認．
  下記から入手可能
  https://www.oma.org/benefits/Pages/PhysicianHealthProgram.aspx
- Ministry of Health & Long-Term Care (Ontario). Family Health Teams-Advancing Primary Health Care: Guide to Collaborative Practice ［インターネット］2014.10.3. 確認．
  下記から入手可能
  http://www.health.gov.on.ca/en/pro/programs/fht/docs/fht_collab_team.pdf

カテゴリー H　適切な診療所リソース（Appropriate Practice Resources）

サブカテゴリー H.2　設備

指標 H.2.1　　　　診療所がバリアフリーである．

基準 H.2.1.1　　＊　診療所内の表示は明確で，遠くからでも読める場所に設置されている．

基準 H.2.1.2　　＊　移動能力に障害をもつ患者のほとんどが診療所にアクセス出来る．

基準 H.2.1.3　　＊　診療所の近くに適切な駐車場がある．

適切な診療所リソース（Appropriate Practice Resources） カテゴリー H

サブカテゴリー H.2　設備

指標 H.2.1

診療所がバリアフリーである．

診療所は，移動能力に障害をもつ患者を含めた多くの患者にとってアクセスしやすい．

基準 H.2.1.1　＊　診療所内の表示は明確で，遠くからでも読める場所に設置されている．
解説・解釈
- 診療所内の表示は明確かつ遠くからでも困難なく読むことができる．患者のための案内表示も含まれる（例えばトイレ，受付，出口，消火器など）．
- 診療所では，バリアフリーについての質問を含んだ患者満足度アンケートを毎年実施し，提案されたフィードバックを継続的に記録している．

基準 H.2.1.2　＊　移動能力に障害をもつ患者のほとんどが診療所にアクセスできる．
解説・解釈
- 手すり，スロープ，リフト，車いす用の進入路，身障者用トイレ，ひじかけのついた椅子，診察台横の足台，簡単に開く入り口ドア，スタッフを呼ぶベルといった，診療所をバリアフリーにするための補助器具がある．
- 車いすやシニアカーで来院した患者が診察を待つ間にこれらを動かし駐めることが問題なくできるバリアフリーのスペースがある．
- 車いすを操作したり，電動シニアカーを駐輪するためのバリアフリーのスペースがある．
- 診療所の管理者は，診療所にアクセス出来ない患者のために訪問する人をリスト化できる．

基準 H.2.1.3　＊　診療所の近くに適切な駐車場がある．
解説・解釈
- 診療所には患者用の十分な駐車場がある．
- 身体障害者用駐車スペースが診療所入り口の近くに設置されている．

追加情報（最新のリンクは http://quality.resources.machealth.ca で確認を）

- Ontario Human Rights Commission. Disability and the Duty to Accommodate［インターネット］2014.8.30. 確認．
下記から入手可能
www.ohrc.on.ca/en/issues/disability

- Ontario Human Rights Commission. Submission of the Ontario Human Rights Commission
［インターネット］2014.8.30. 確認
下記から入手可能
http://www.ohrc.on.ca/en/submission-ontario-human-rights-commission-concerning-barrier-free-access-requirements-ontario

- College of Physicians & Surgeons of Ontario. Physicians and the Ontario Human Rights Code
［インターネット］2014.8.30. 確認
下記から入手可能
www.cpso.on.ca/policies/policies/default.aspx?ID=2102

カテゴリー H　適切な診療所リソース（Appropriate Practice Resources）

サブカテゴリー H.2　設備

指標 H.2.2　　　　待合室は患者とその家族に配慮された空間になっている．

基準 H.2.2.1　★　待合室は患者のニーズを満たしている．

基準 H.2.2.2　＊　待合室は子供のニーズを満たしている．

基準 H.2.2.3　＊　待合室には最新の物が置いてある．

適切な診療所リソース（Appropriate Practice Resources） カテゴリー H

サブカテゴリー H.2　設備

指標 H.2.2
待合室は患者とその家族に配慮された空間になっている．

待合室にはFTE〔略語集（38ページ参照）〕医師ひとりあたり患者4人分の座席があり，また盲導犬や電動シニアカーに配慮されたスペースがある．

基準 H.2.2.1　★　待合室は患者のニーズを満たしている．
　解説・解釈
- FTE医師ひとりあたり4人分の座席が推奨されている．
- 室温が1年を通して快適である．
- 待合室は盲導犬も快適に過ごせる．
    - ─盲導犬は患者の足元に横たわるように訓練されているので行き来の多い場所や出入り口から離れた所に盲導犬のための場所がある．
- 関節炎や股関節障害などの身体障害をもつ患者を補助するために様々な高さの座席があり，ひじかけがついている．
- シニアカーの駐車スペースがある．

基準 H.2.2.2　★　待合室は子供のニーズを満たしている．
　解説・解釈
- 子供用スペースがある．
- おもちゃはいかなる年齢にとっても安全なものを設置する．
- おもちゃは定期的に清潔にする．
- 安全上の問題は排除すべきである．例えば電気コンセントに安全プラグをつける，電気コードはしまわれている，階段には安全柵が置いてあるなど．
- 待合室の育児情報がChild Friendly Office[*1]とBaby-Fridendly standards[*2]に準拠している．

基準 H.2.2.3　★　待合室には最新の物が置いてある．
　解説・解釈
- 身体障害者のために雑誌が適切な高さに置いてある．
- 読み物やポスターが最新である．
- 患者は健康に関連のある情報を利用できる．（パンフレット，コンピューター，録音・録画したものなど）．

---

*1注：UNICEFが発表した，子供の健やかな成長と学ぶ権利に関する全ての要素について学校をより良質なものへと改善させるモデル．

*2注：1991年WHOとUNICEFが発表した世界規模のプログラム．母親が母乳栄養を子供に与えることができるよう関係機関がケアをすることを目的としている．

カテゴリー H　適切な診療所リソース（Appropriate Practice Resources）

サブカテゴリー H.2　設備

指標 H.2.3　　　診察室は患者の快適さとプライバシーが保たれている．

基準 H.2.3.1　★　それぞれの診察室は快適でプライバシーが保たれている．

適切な診療所リソース（Appropriate Practice Resources） カテゴリー H

サブカテゴリー H.2　設備

指標 H.2.3
診察室は患者の快適さとプライバシーが保たれている．

診察室は快適でありプライバシーが確保されている．会話は外部にもれないようになっている．

基準 H.2.3.1　★　それぞれの診察室は快適でプライバシーが保たれている．

解説・解釈
- 診察室は個室である．
- 診察室は服を脱ぐ必要がある患者にとって快適な温度に保たれている．
- どの診察室も適度な照明である．
- 診察室は，患者と医師の面接を妨げるような騒音に影響されないようになっている（例えば交通音，ラジオ，医療者の会話など）．
- 待合室や他の場所にいる人に診察内容が聞かれないようになっている．
- 診察台は安全な高さであるか，持ち運びできる踏み台が使えるようになっている．

追加情報（最新のリンクは http://quality.resources.machealth.ca で確認を）

- College of Physicians & Surgeons of Ontario. A Practical Guide for Safe and Effective Office Based Practices ［インターネット］2014.8.30. 確認.
 下記から入手可能
 http://www.cpso.on.ca/uploadedFiles/policies/guidelines/office/Safe-Practices.pdf

カテゴリー H　適切な診療所リソース（Appropriate Practice Resources）

サブカテゴリー H.3　職場安全と防火管理体制

指標 H.3.1　　診療所は職場安全に注力している

基準 H.3.1.1　⚖　診療所チームは職場安全保険局（WSIB〔略語集（38ページ）参照〕）の方針に準拠し，WSIBの手続きを確認し管理している．

基準 H.3.1.2　⚖　診療所チームは労働安全衛生法（OHSA〔略語集（38ページ）参照〕）に準拠している．

基準 H.3.1.3　⚖　診療所チームすべてのメンバーの感染症についての抗体検査とワクチン接種状況についての記録がある．

追加情報（最新のリンクは http://quality.resources.machealth.ca で確認を）

- Workplace Safety and Insurance Board（Ontario）. Your Health and Safety Rights and Responsibilities
  〔インターネット〕2014.8.30. 確認. 下記より入手可能
  http://www.wsib.on.ca/en/community/WSIB/230/ArticleDetail/24338?vgnextoid=6c44e35c819d7210VgnVCM100000449c710aRCRD

- Workplace Safety and Insurance Board（Ontario）. Employer's Report of Injury/Disease
  〔インターネット〕2014.8.30. 確認. 下記より入手可能
  http://www.wsib.on.ca/cs/idcplg?IdcService=GET_FILE&dDocName=WSIB012386&RevisionSelectionMethod=LatestReleased

- Workplace Safety and Insurance Board（Ontario）. "In Case of Injury at Work" Poster（Form 82）
  〔インターネット〕2014.8.30. 確認. 下記より入手可能
  http://www.wsib.on.ca/en/community/WSIB/230/ArticleDetail/24338?vgnextoid=cafee35c819d7210VgnVCM100000449c710aRCRD

- Ministry of Labour（Ontario）. Preventing Workplace Violence And Workplace Harassment
  〔インターネット〕2014.8.30. 確認. 下記より入手可能
  www.labour.gov.on.ca/english/hs/sawo/pubs/fs_workplaceviolence.php

- Workplace Safety and Insurance Board（Ontario）. Making Ergonomics Work
  〔インターネット〕2014.8.30. 確認. 下記より入手可能
  http://batikyogya.files.wordpress.com/2007/07/ergonomics.pdf

- Association of Canadian Ergonomists. ACE Website　〔インターネット〕〔2014.8.30. 確認〕
  下記より入手可能：
  www.ace-ergocanada.ca/index.php?lang=en

- Canadian Centre for Occupational Health and Safety. OSH Answers: Ergonomics
  〔インターネット〕2014.8.30. 確認. 下記より入手可能
  www.ccohs.ca/oshanswers/ergonomics/

- Occupational Health Clinics for Ontario Workers. Occupational Health Clinics for Ontario Workers Inc.
  〔インターネット〕〔2014.8.30.〕下記より入手可能
  www.ohcow.on.ca

適切な診療所リソース（Appropriate Practice Resources） カテゴリーH

サブカテゴリー H.3　職場安全と防火管理体制

指標 H.3.1
診療所は職場安全に注力している．

職場安全保険局（WSIB）と労働安全衛生法（OHSA）に準拠している．

基準 H.3.1.1　診療所チームは WSIB の方針に準拠し，WSIB の手続きを確認し管理している．
解説・解釈
- 診療所の管理者は以下を作成することができる．
    - WSIB マニュアルと，診療所が労働安全衛生法をどのように満たすかを記載した方針．
    - WSIB の事案となる労災事故，対策，トレーニングのリスト．
    - 安全衛生委員会のログや議事録（チームが WSIB の手順追加や変更にどのように気づくかも含んでいる）．
    - WSIB アクシデントとインシデントリスト（Form 7 の書式で完成させたインシデントレポートは診療所でファイルを作成し保存しなければならない）．
- 診療所の管理者は，診療所における安全衛生管理者を明確にする．
- 診療所の管理者は，人間工学に基づいた職場，禁煙環境，生物医学的に安全な職場を，どうやって診療チームが満たすのかを説明できる．

基準 H.3.1.2　診療所チームは OHSA に準拠している．
解説・解釈
- 診療所は，職場の暴力やハラスメントに関して OHSA に準拠している．

基準 H.3.1.3　診療所チームすべてのメンバーの感染症についての抗体検査とワクチン接種状況についての記録がある．
- 診療所は，診療チーム全員のワクチン接種状況の記録を保持している．（B 型肝炎，C 型肝炎，結核，麻疹，風疹，ポリオ，インフルエンザ，破傷風，ジフテリア，肺炎球菌）．
- 診療所には，針刺しのような血液や体液の曝露を管理するための迅速かつ組織的な手順がある．

カテゴリー H 適切な診療所リソース（Appropriate Practice Resources）

サブカテゴリー H.3　職場安全と防火管理体制

指標 H.3.2　　　火災リスクが最小化されている

基準 H.3.2.1　　診療所チームは防火管理に係る消防計画を所持している．

適切な診療所リソース（Appropriate Practice Resources） カテゴリー H

サブカテゴリー H.3　職場安全と防火管理体制

指標 H.3.2

火災リスクが最小化されている．

承認された避難計画や防火装備などの防火環境が整えられている．

基準 H.3.2.1　★　診療所チームは防火管理に係る消防計画を所持している．

解説・解釈
- 診療所管理者は以下を作成する事ができる．
  - オンタリオ消防局により承認された避難計画書．
  - 診療所の緊急火災時の規定．
  - 診療所の緊急火災時の規定に従って実施された半年毎のオーディットの結果．それには避難訓練と消防設備のオーディットを含む．（例えば煙探知機，一酸化炭素警報機，消火器，患者診療録管理のための紙カルテの保護と電子バックアップ）．
- 診療所の管理者は防火管理責任者・副防火管理責任者を確認できる．

追加情報（最新のリンクは http://quality.resources.machealth.ca で確認を）

- Ministry of Municipal Affairs and Housing (Ontario). Ontario Building Code ［インターネット］2014.8.30. 確認．
  下記より入手可能
  www.obc.mah.gov.on.ca/

- Building Code Act (Ontario): Section 3.7.5 Health Care Facility Systems ［インターネット］2014.8.30. 確認．
  下記より入手可能
  www.ontario-building-code.com/images/Part3.pdf

- Office of the Fire Marshal (Ontario). The Fire Protection and Prevention Act, 1997 and the Ontario Fire Code ［インターネット］2014.8.30. 確認．
  下記より入手可能
  www.e-laws.gov.on.ca/html/statutes/english/elaws_statutes_97f04_e.htm

- Office of the Fire Marshal (Ontario). Home ［インターネット］2014.8.30. 確認．
  下記より入手可能
  http://www.mcscs.jus.gov.on.ca/english/FireMarshal/OFMLanding/OFM_main.html

- Office of the Fire Marshal (Ontario). Guidelines: Fire Drills ［インターネット］2014.8.30. 確認．
  下記より入手可能
  http://www.mcscs.jus.gov.on.ca/stellent/groups/public/@mcscs/@www/@ofm/documents/webasset/ecofm000489.pdf

カテゴリー H 適切な診療所リソース（Appropriate Practice Resources）

サブカテゴリー H.4　診療所改善とその計画

指標 H.4.1　　　診療所チームは持続的な診療所の質改善（CQI）に積極的に取り組んでいる．

基準 H.4.1.1　　＊　診療所チームは CQI の計画を持っている．

基準 H.4.1.2　　＊　CQI 活動を調整する責任者がいる．

適切な診療所リソース（Appropriate Practice Resources） カテゴリー H

サブカテゴリー H.4　診療所改善とその計画

指標 H.4.1

診療所チームは持続的な診療所の質改善（CQI）に積極的に取り組んでいる．

診療所チームが持続的な診療所の質改善（CQI）の文化を推進するように，指定された責任者がいる．

基準 H.4.1.1　★　診療所チームは CQI の計画を持っている．
　　　解説・解釈
　　　・診療所の管理者は以下を作成することができる．
　　　　➢ 翌年の CQI 計画と PDSA サイクル．
　　　　➢ 過去 1 年に取り組んだ CQI 活動のリスト．

基準 H.4.1.2　⚖　CQI 活動を調整する責任者がいる．
　　　解説・解釈
　　　・診療所の管理者は CQI 活動の責任者を同定できる．

追加情報（最新のリンクは http://quality.resources.machealth.ca で確認を）

- Institute for Healthcare Improvement. Plan-Do-Study-Act（PDSA）Worksheet（IHI Tool）［インターネット］2014.10.3. 確認．
  下記から入手可能
  www.ihi.org/IHI/Topics/Improvement/ImprovementMethods/Tools/Plan-Do-Study-Act+(PDSA)+Worksheet.htm

- Quality Improvement & Innovation Partnership（Ontario）. Home［インターネット］2014.10.3. 確認
  下記から入手可能
  www.ohpe.ca/node/10430

カテゴリー H　適切な診療所リソース（Appropriate Practice Resources）

サブカテゴリー H.4　診療所改善とその計画

指標 H.4.2　　　診療所チームは改善とリスク管理のために策定された診療計画を有している．

基準 H.4.2.1　　＊　診療所チームは5年間の診療所改善計画を持っている．

基準 H.4.2.2　　＊　災害対策計画がある．

基準 H.4.2.3　　＊　パンデミック対策計画がある．

⚖：　法で定められている，要求されている項目（カナダ）
★：　ベスト・プラクティスに必要とされる必須項目
＊：　さらに質を高めるために望まれる項目

適切な診療所リソース（Appropriate Practice Resources） カテゴリー H

サブカテゴリー H.4　診療所改善とその計画

指標 H.4.2

診療所チームは改善とリスク管理のために策定された診療計画を有している．

診療所チームは，防災計画も含む，改善とリスク管理のための定期的で目的をもった計画を立てている．

基準 H.4.2.1　＊　診療チームは5年間の診療所改善計画を持っている．
　　　解説・解釈
　　　・診療所は過去5年間の，以下のような診療所改善計画を持っている．
　　　　➢ 計画が毎年見直されている（そして年に一度事業計画が準備される）．
　　　　➢ すべてのチームメンバーからのインプットを積極的に取り入れる．
　　　　➢ 患者からの意見聴取を積極的に取り入れる．

基準 H.4.2.2　＊　災害対策計画がある．
　　　解説・解釈
　　　・最新の災害計画は以下を含んでいる．
　　　　➢ 強盗，停電，コンピュータのハード／ソフトのトラブル，火災のような診療所特有の災害．
　　　　➢ 多数の死傷者が出る事故，病原体による危険性曝露（バイオハザード曝露），航空機事故などの地域の危機的事態への対応．
　　　　➢ 地震や洪水などの自然災害．

基準 H.4.2.3　＊　パンデミック対策計画がある．
　　　解説・解釈
　　　・診療所のパンデミック対策計画は以下を含んでいる．
　　　　➢ インフルエンザやパンデミック感染症に対する地域での準備．
　　　　➢ 地域の保健所と他のプライマリ・ケア提供者との協働．

追加情報（最新のリンクは http://quality.resources.machealth.ca で確認を）

- Ministry of Health & Long-Term Care（Ontario）. Emergency Planning and Preparedness
  ［インターネット］2014.10.3. 確認．下記から入手可能
  www.health.gov.on.ca/english/providers/program/emu/emu_mn.html

- Ministry of Health & Long-Term Care（Ontario）. Influenza Pandemic ? Ministry Programs
  ［インターネット］2014.10.3. 確認．下記から入手可能
  www.health.gov.on.ca/en/public/programs/emu/pan_flu/

- San Francisco Department of Public Health. Clinic/Office Disaster and Emergency Planning
  ［インターネット］2014.10.3. 確認．下記から入手不可
  http://www.google.ca/url?sa=t&rct=j&q=&esrc=s&source=web&cd=1&ved=0CCsQFjAA&url=http%3A%2F%2Fwww.sfcdcp.org%2Fdocument.html%3Fid%3D309&ei=aTxFVKWtLpOPyATQ-YG4BQ&usg=AFQjCNERnQJchIMxQ0AmXfIdu02JevJAMQ&sig2=bMFhEmMvQbqmdKMqKIQJjA&bvm=bv.77648437,d.aWw

家庭医療の質:
診療所で使うツールブック
Quality in family practice Book of Tools

2015年4月1日　第1版第1刷Ⓒ

訳	日本プライマリ・ケア連合学会・翻訳チーム
監　訳	松村　真司, 福井慶太郎, 山田　康介
発 行 人	尾島　茂
発 行 所	株式会社　カイ書林
	〒113-0021　東京都文京区本駒込4丁目26-6
	電話　03-5685-5802　FAX　03-5685-5805
	Eメール　generalist@kai-shorin.co.jp
	HPアドレス　http://kai-shorin.co.jp
	ISBN　978-4-904865-21-7　C3047
	定価は裏表紙に表示

印刷製本　モリモト印刷株式会社
Ⓒ Shinji Matsumura

JCOPY <(社)出版社著作権管理機構　委託出版物>
　本書の無断複写は著作権法上での例外を除き禁じられています．複写される場合は，そのつど事前に，(社)出版社著作権管理機構（電話03-3513-6969, FAX 03-3513-6979, e-mail: info@jcopy.or.jp）の許諾を得てください．